Injury Prevention and
Management for Dancers

舞者的损伤预防与康复

编　著　〔英〕尼克·艾伦（Nick Allen）
主　译　钱菁华　刘冬森　祁　奇
译　者　（按姓氏笔画排序）
　　　　上官毅　龙健锋　齐天一　李依诺
　　　　宋　赟　陈　斌　胡国炯　徐佳艺

U0240769

北京科学技术出版社

INJURY PREVENTION AND MANAGEMENT FOR DANCERS by NICK ALLEN

Copyright: © 2019 BY NICK ALLEN

This edition arranged with The Crowood Press

though BIG APPLE AGENCY, INC., LABUAN, MALAYSIA.

Simplified Chinese edition copyright:

2022 Beijing Science and Technology Publishing Co., Ltd.

All rights reserved.

著作权合同登记号　图字：01-2021-6435

图书在版编目（CIP）数据

舞者的损伤预防与康复/（英）尼克·艾伦（Nick Allen）编著；钱菁华，刘冬森，祁奇主译.
—北京：北京科学技术出版社，2022.9

书名原文：Injury Prevention and Managment for Dancers

ISBN 978-7-5714-2353-7

Ⅰ.①舞… Ⅱ.①尼… ②钱… ③刘… ④祁… Ⅲ.①舞蹈损伤—康复训练 Ⅳ.①R873.09

中国版本图书馆CIP数据核字（2022）第100964号

责任编辑：于庆兰	电　话：0086-10-66135495（总编室）	
责任校对：贾　荣	0086-10-66113227（发行部）	
图文设计：创世禧	网　址：www.bkydw.cn	
责任印制：吕　越	印　刷：北京宝隆世纪印刷有限公司	
出 版 人：曾庆宇	开　本：787 mm×1092 mm　1/16	
出版发行：北京科学技术出版社	字　数：110千字	
社　　址：北京西直门南大街16号	印　张：11	
邮政编码：100035	版　次：2022年9月第1版	
ISBN 978-7-5714-2353-7	印　次：2022年9月第1次印刷	

定　　价：89.00元

京科版图书，版权所有，侵权必究。
京科版图书，印装差错，负责退换。

译者前言

运动损伤是影响运动员运动表现力的重要因素，甚至是导致有夺金希望的精英运动员退赛、退役、提前结束职业运动生命、终止运动生涯的直接因素。同理，专业舞者经过多年训练最终站在舞台上表演，其本质与运动员的训练和比赛过程非常相似。在技术动作、训练方法、服装道具、表演环境设置等任何方面，潜在的风险都有可能导致舞者发生运动损伤，严重时舞者甚至没有机会重返舞台。目前的现状是，舞者的损伤问题一直未得到充分重视，也缺乏专门从事舞蹈相关损伤预防与康复工作的专业人员和服务机构。随着喜爱舞蹈的练习者人数日益增加，人们亟待寻求针对舞者的损伤预防与康复问题的解决途径。

本书是国内首部引进的专门针对舞蹈运动损伤预防与康复的专业书籍，由北京体育大学运动医学与康复学院、上海阳光康复医院长期从事损伤康复的一线临床工作者联合翻译而成，内容专业性虽强，但通俗易懂，方法简便易行。全书涵盖了舞蹈领域和损伤防治领域的专业术语，按照身体部位详细讲解了舞者损伤的机制和康复方法，能够切实解决实际问题，值得喜欢舞蹈的所有练习者和舞蹈教师阅读，以便提前做好损伤防护措施，或者对现有损伤尽早采取康复干预，以期早日重返舞台。本书也为广大从事运动康复的实践者提供了关于舞蹈运动的特性和损伤规律的知识，可以更好地针对舞者的损伤形成诊疗思路和提供针对性的康复建议。

祝愿所有的舞者免受损伤困扰，无伤无痛地展示美丽的舞蹈艺术。

钱菁华

2022 年 6 月 30 日于北京

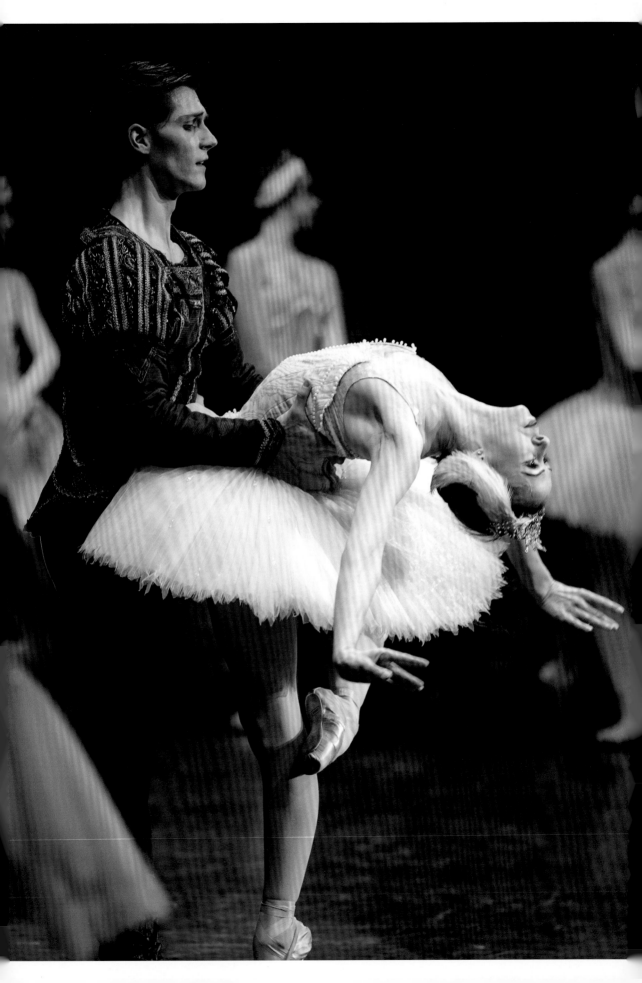

目　录

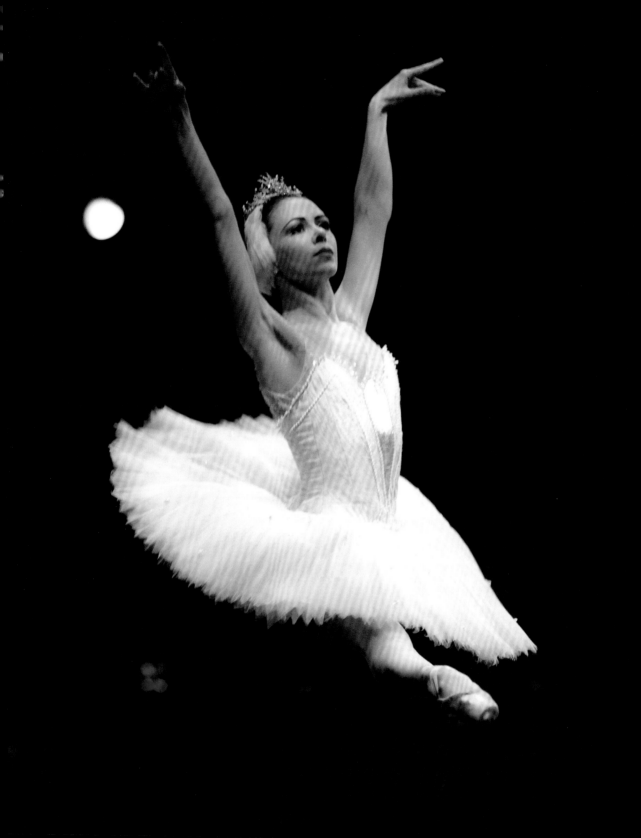

导　读

本书旨在为从事舞蹈专业或对舞蹈医学感兴趣的医务人员提供参考。虽然舞蹈医学是基于体育和运动医学发展而来，但与舞蹈相关的特性可能会影响舞者损伤的预后。因此，本书的目的是为医疗服务人员提供舞蹈专业术语、相关生理学及动作要求的基础知识，同时阐述这些因素与舞蹈特异性损伤之间的相关性。本书借鉴运动医学与康复医学的经验，提出舞蹈专项相关病变的康复方案模式，并将以专业舞者为例做具体阐述。

对于手术患者的康复治疗，与外科医师讨论方案是很重要的，本书中的建议可以作为外科手术后康复方案的补充，并使人们遵从各项术后限制要求。虽然本书中的例子已用于实践，但在具体应用时仍须向外科医师征求意见。

此外，众所周知，预防胜于治疗。本书将针对舞者的损伤预防进行探讨，这有助于提高这一人群的表演水平并降低其受伤风险。本书还阐述了了解损伤程度和性质的重要性，强调医疗人员在已有环境中明确诊断的必要性。为了保证医疗人员对舞蹈相关患者采用的检查方法的先进性，

本书还提供了对患者进行内在损伤检查方案的思维框架和具体内容。循证医学信息是所有医学领域的关键驱动力，这在舞蹈医学中同样适用。本书所借鉴的该领域已发表的诸多研究成果均已列入参考文献。

舞蹈术语

对舞者损伤的评估和有效管理必须反映群体需求的特异性。为此，需要了解舞蹈动作的本质和用来描述特定舞蹈动作的专业术语。下文列出了部分常用的舞蹈术语。许多术语是从芭蕾动作中与上下肢的位置有关的 5 种标准姿位中衍生而来的。

5 种标准姿位

一位

舞者双臂置于体前，微屈肘部，呈环状。该姿势与肩峰下间隙关系密切，要求舞者有良好的肩胛稳定性，使肩胛骨后倾，以防出现肩峰下撞击综合征。双下肢的姿势为足跟并拢，髋关节外旋，使双足尖完全向外打开，双足呈一条直线（照片

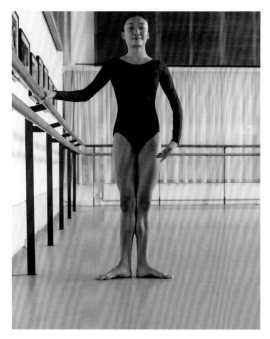

照片 1　舞者以低位手、一位脚站立

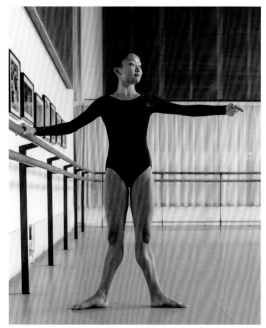

照片 2　舞者以二位手、二位脚站立

1），双下肢外旋角度的完成必须是依靠臀部发力而不是小腿，否则会导致膝关节与胫骨间产生扭转。髋部肌肉发力还可以防止足部出现内旋或旋前。足部的旋内或旋前会增加舞者患足舟骨应力损伤或胫骨后肌腱损伤等的风险。

二位

双臂水平外展接近 90°，肘部微屈，双臂成大圆弧状。该姿势下的肩胛稳定性对降低肩峰撞击的风险同样重要。保持双下肢外旋，足跟分开稍宽于肩。臀部发力，以保持膝关节与第二趾对齐，防止足旋前（照片 2）。

三位

一侧手同一位，另一侧同二位。两侧下肢起始姿势同二位，一位手同侧的腿内收，使前侧足足跟置于后侧足中心位置，两侧下肢有一半存在交叠，此时的支撑面将变小，舞者下肢始终处于外旋状态，因此需要髋部控制好旋前以及髋部肌肉充分激活。

四位

从三位姿势开始，一位手上举的同时，前侧足向前移动一小步，同时进一步内收下肢至足跟对准后侧足尖。当手臂抬高时，需要在整个范围内稳定肩胛骨，以确保良

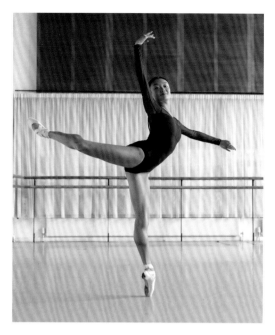

照片3　舞者以四位手、立足尖鹤立式站立

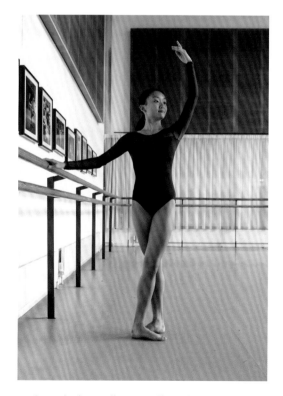

照片4　舞者以五位手、五位脚站立

好的肩胛–胸壁运动模式（照片3）。

五位

双臂同时上举至头顶，此体位需要肩胛骨更加稳定。四位脚开始，前侧足收回使足跟接触后侧足尖，完全与后侧足交叉（照片4）。支撑面的减小要求臀部肌肉激活良好，前侧腿保持在绷紧和外旋位。

基础动作

我们需要了解舞者在训练和舞蹈编排中的一些基础动作。

下蹲

芭蕾中的下蹲（Plié，普里埃）动作是以不同幅度进行的基础动作。半蹲是在一位脚的位置基础上，微屈膝关节或小幅度下蹲，足跟紧靠在一起，全足底接触地面。臀肌保持发力状态，以防足部旋前内旋。足舟骨下降与膝关节扭转、胫骨内侧应力综合征、足舟骨应力和第一跖趾关节压力增加有关（如有踇外翻时情况会更糟）。也可以从五位脚的位置下蹲（照片5）。

深蹲是从二位脚或三位脚的位置基础上做大幅度的屈膝动作。二位脚位置的深蹲足跟着地；三位脚位置的深蹲需在下蹲时提起足跟。

半脚尖

半脚尖（Relevé，日了畏）一词源于法

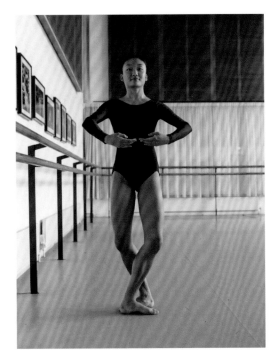

照片 5　舞者从五位脚做下蹲动作

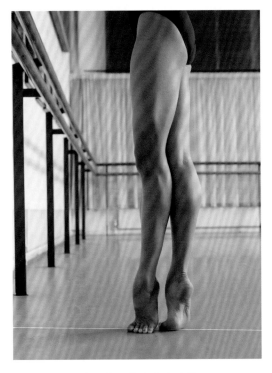

照片 6　舞者在五位脚做半脚尖动作

语单词 relever，意思是上升。舞者可以从任意一种脚位抬起足跟到半脚尖站立（照片 6）（跖趾关节及足趾着地），女性舞者须完全立足尖站立（仅足尖承重）。大多数运动项目都需要良好的腓肠肌和比目鱼肌的力量来支持运动员的运动。良好的小腿力量对于舞者而言至关重要，这是舞者选材和重返训练的标准之一，它可以保护舞者的前足，也可以预防如跟腱、胫骨后肌腱的疲劳性损伤。

巴特曼

巴特曼（Battements）是腿部在不同角度下的动态拍打动作的总称。包含小幅度的擦地（照片 7、8）、快速的小踢腿以及结合了擦地动作与踢腿动作的大踢腿等。为了提高踢腿的速度，舞者需要良好的核心控制能力，以防在腿抬得更高的动作中腰部负荷过大。此外，在结束动作时控制减速能力差也会导致急、慢性损伤。

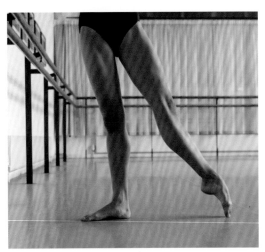

照片 7　舞者演示旁腿擦地动作

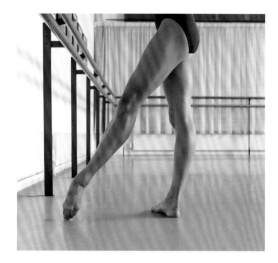

照片 8　舞者演示前腿擦地动作

手臂的姿势

　　手臂的姿势（Port de bras，波德勃拉）意思是手臂的移动，包括手臂结合躯干从屈曲位到伸展位的动作。这要求舞者不仅要有较好的躯干和腘绳肌的柔韧性，还要有较强的核心肌群控制能力，防止腰部承受过度压力，尤其在伸展位（如下腰）动作时。在治疗与手臂伸展位动作相关的背部疼痛患者时，治疗师需要了解舞者手臂移动的动作过程，这可能是潜在病因。下位腰椎节段僵硬，需要上位腰椎节段在伸展中过高地"贡献"灵活性；这使其成为完成动作的关键或铰链，从而造成过度负荷，且可能影响下位腰椎的动作质量。

伸展（Developpé，代弗洛佩）与阿拉贝斯克（Arabesque）

　　这两个动作通常是由髋部发力引发下肢缓慢展开的姿势。该动作有多个方向，

可以向前屈髋（照片 9），向侧方外展髋（照片 10），向后伸髋，也可以是鹤立式，还可以是阿拉贝斯克（迎风展翅舞姿）（照片 11）。舞者必须有足够的力量控制能力并保持良好的腰椎力线。在这两个姿势下，

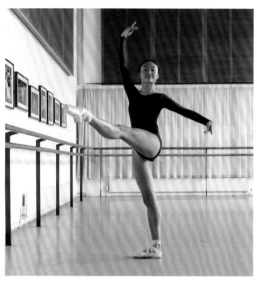

照片 9　舞者演示向前屈髋动作

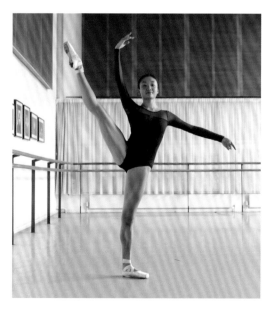

照片 10　舞者演示向侧方外展髋动作

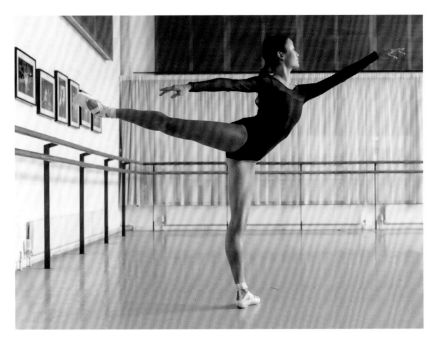

照片 11　舞者演示起自一位的阿拉贝斯克动作

如果舞者由于核心控制不足，不能将下位腰椎节段控制在中立位，会导致髂腰肌过度代偿，对腰椎造成压力（并限制髋关节活动范围）。起自二位的动作有可能造成凸轮型或钳型的髋关节撞击综合征。动作失控时，过大负荷会导致髋臼唇撕裂。

阿拉贝斯克动作可以结合躯干屈伸和髋部小幅度的伸展，或是髋部极限伸展。该动作需要良好的核心稳定性以降低髋关节与腰椎的负荷，防止受伤。年轻的舞者可能因过度负荷导致椎骨峡部出现应力反应或应力性骨折。

足尖点地动作

在足尖点地动作（Pointe Work）中，舞者（通常为女性）穿着足尖鞋做极度绷脚的动作，用足尖承重站立，往往是第一、第

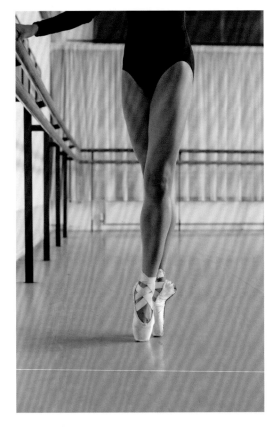

照片 12　舞者演示五位脚足尖点地动作

二趾负重，鞋内部有一个拱状坚硬物来加固和支撑足。达到完全的足尖点地（照片12、13）状态是一个渐进的过程，舞者可以通过在平坦地面的半脚尖动作立足尖，也可以通过快速跳起或小跳动作立足尖，或通过点地小踢腿接足尖点地。无论用哪种方式完成足尖点地动作，从损伤预防角度来说，整体遵循最佳的生物力学才是至关重要的。

足部镰状凸起可能导致内侧纵弓过度受压。莫顿趾（Morton's toe），即第二趾长于第一趾或踇外翻的存在会改变足部和腿部的力线，如果控制不好会引起损伤。在完成和维持足尖点地动作时，踇长屈肌和胫骨后肌的作用十分关键。因此，如果这两块肌肉的力量不足以支撑身体则会增加损伤的风险。膝、髋、躯干的相对位置会影响力的传递，过度跖屈的足尖点地动作会导致踝关节后侧发生撞击，距后三角骨的存在会加剧这种情况。

旋转 / 单足旋转

许多舞者在准备旋转时，无论是挥鞭转还是单足旋转（Pironettes），都会从髋外展的姿势开始，这导致足内侧紧张伴随三角韧带复合体和胫骨后肌的压力增加。当半足尖站立时，需要胫骨后肌来稳定负重的中足位置。跖屈时良好的踝关节稳定性十分重要。完成旋转动作要求舞者有良好的躯干控制力和良好的肩胛稳定性。为了减轻旋转带来的眩晕感，舞者会"留头"，即将头部保持在一个特定点的位置，直到旋转到

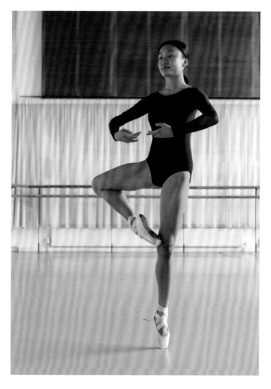

照片 13　舞者足尖点地，做收腿动作

下一圈时再快速旋转头部重新找到特定点。这种情况下，需要考虑颈部是否过度用力。

跳跃

主要包括在不同起始位置下的各种类型的跳跃（Jeté），可以是双腿起跳也可以是单腿起跳。其中，西颂步（Sissonné）是一种很常见的跳跃，舞者双足起跳，同时双腿像剪刀一样分开。

跳跃可划分为小跳、中跳、大跳，幅度越小运用的小腿肌肉越多，幅度越大则更多地用臀部和大腿肌肉发力。良好的力量、控制和落地动作在大跳的损伤预防中起关键作用。编舞时，在对落地动作进行编排时，舞者可能被要求以双腿外开的姿

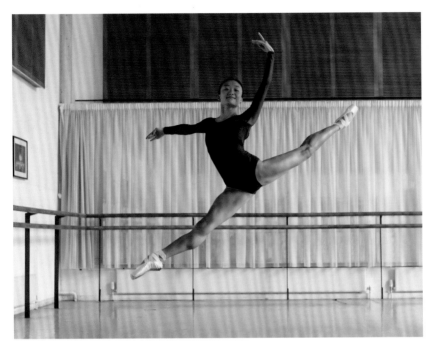

照片 14　舞者演示四位手下的西颂步动作

势落地，这使得膝关节所受的扭转力增大，进而更容易发生前交叉韧带损伤（照片14）。同时，不良的落地动作还易引发踝关节扭伤。而在现代舞中，由于在编排上会使用不断变化的起跳和落地动作（不总是用脚落地），也会增加其他部位损伤的风险。

双人舞（照片15）

　　舞蹈风格和舞蹈编排将决定舞者配合的性质。如在国标舞中，通常是由男舞者为主导；而在芭蕾的双人舞中，通常要求男舞者托举起女舞伴，做许多具有挑战性的姿势和动作。托举动作的难度很高，需要双方在运动和力量上相互配合。有时甚至要求单手将舞伴举过头顶，这需要极强的力量和高超的技术。

　　做托举动作的舞者有发生肩部和脊柱

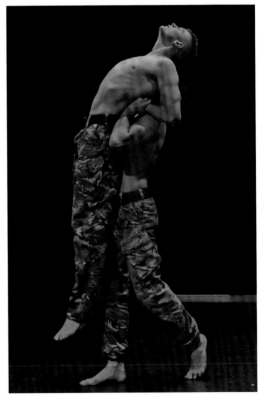

照片 15　《5 个战士》，罗西·凯舞蹈团（Rosie Kay Company）（布莱恩·斯莱特摄）

损伤的风险，而对被托举的一方来说，也不是简单的被动运动，被托举者（通常但不绝对是女性）在被托起时须良好地控制住核心来维持适合的躯干位置。

与芭蕾术语相比，现代舞种中基于动作本身的描述性术语更多见，尽管许多动作是源于芭蕾，但被改编后已经不太适合用同样的术语进行描述了。例如，现代舞中有更多的地面动作，舞者接触地面的机会要比芭蕾舞者多得多，直接"摔"在地面上的动作也很常见，这会大大增加舞者上肢受伤的概率，甚至可能发生脑震荡。现代舞中的双人舞配合也更多元，并不像芭蕾展现的是简洁的线条美，而是运用旋转和角度变化实现动作的串联。在编舞时，舞者甚至要托举起比自己更强壮的舞伴，虽然这样可以达到更好的艺术效果，但一旦动作出现失误，承受不訡的负荷，将增加损伤的风险。

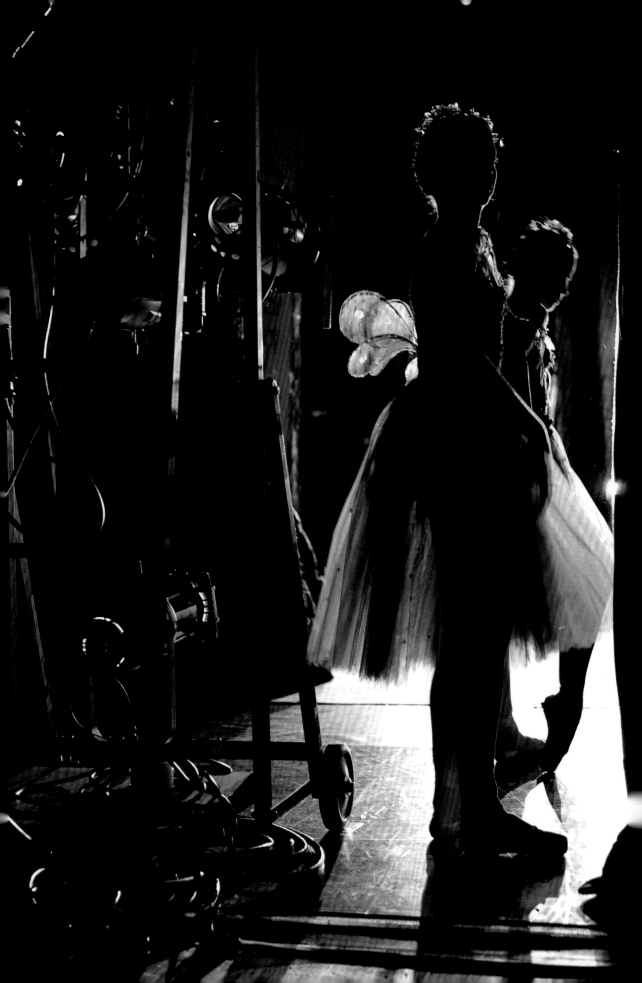

第一章

舞蹈医学的背景

千百年来，舞蹈作为一种娱乐和情感表达方式，在世界各地的文化中都扮演着至关重要的角色。据历史记载，在印度，各种形式的舞蹈的出现可追溯到公元前6000年，之后的证据表明，舞蹈在古埃及和古希腊也具有重要地位。"舞蹈"一词是对多种风格、流派舞种的统称。古典芭蕾和现代舞是西方的两种主要舞蹈流派，但现在的英国还有许多其他表现风格的舞蹈，包括非洲舞、国标舞、肚皮舞、婆罗多舞、机械舞、霹雳舞、接触即兴、弗拉门戈、古典舞、爱尔兰舞、卡拉里舞、卡塔克舞、爵士舞、牛仔舞、拉丁美洲民间舞、队列舞、民族和民间舞、中东肚皮舞、萨尔萨舞、广场舞、街舞、探戈、踢踏舞等。

舞蹈充满着对美学的追求，许多舞蹈动作都源于芭蕾技巧。身为舞者、舞蹈教师和编导的安娜·帕斯科夫斯卡（Anna Paskevska）说："归根结底，芭蕾充满着逻辑技巧，它喜欢运用从一个位置到另一个位置的最短、最有效的路线。这一因素让它的所有的动作既优美又干净利落。"然而，舞蹈是一项运动吗？"运动"通常被定义为一种涉及身体和技能的活动。关于

"运动"的定义还包括：遵循各种规则的活动，通常具有竞争性，包括2个或2个以上对手之间的比赛或竞赛。根据这些定义，舞蹈不能完全被定义为运动，但无疑它饱含运动追求的精神，且大量有关舞蹈的生理学研究已经证实了它对身体和特殊技能的要求。

众所周知，体育锻炼的益处颇多。生理上，可以增强体魄、预防疾病；心理上，可以愉悦心情、增强自信、缓解压力、提高记忆力。舞蹈作为一项体力活动对健康的益处同样得到了认可。舞蹈训练可以提高有氧运动能力、下肢肌力与肌肉耐力、下肢柔韧性、静动态平衡能力和灵敏性、步行速度。此外，还能增加下肢的骨矿物质含量和肌肉力量，降低跌倒发生率和患心血管疾病的风险。因此，2009年英国卫生部提出旨在改善国民健康的"保持健康、保持活动"计划中，将包含舞蹈在内的运动作为此项举措的重点内容。

生理要求和损伤的影响

舞蹈的生理需求（照片16）和运动

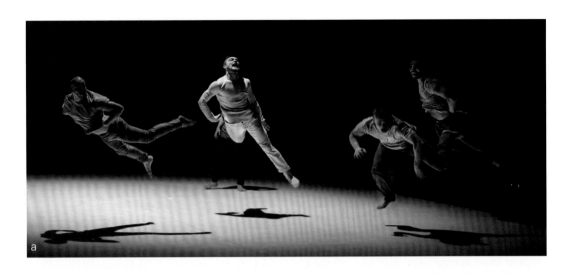

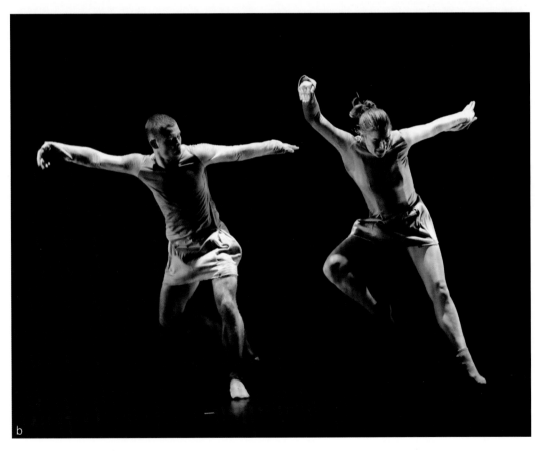

照片 16　生理功能对舞蹈非常重要 [a. 引自双面舞蹈团（2 Faced Dance Company）; b. 来自罗西·凯舞蹈团（布莱恩·斯莱特摄）]

负荷的特殊性更需要运动医学从业者认识舞蹈的潜在风险，进而为这些杰出舞者提供支持。此外，运动医学的作用是保护和提高公众的健康和体适能水平。虽然参与舞蹈的人数可能低于一些流行的体育活动，但近年来参与人数在不断上升。这在年轻女性群体中最为显著，她们的体育活动参与水平已经出现了令人担忧的下降。因此，为舞者提供适当的支持符合公共卫生宗旨。然而，参与体育运动或舞蹈有发生损伤的风险。据估计，全球每年运动损伤（包括新伤和陈旧伤）相关的治疗费用约为 10 亿美元（约 64 亿人民币），在英国约为 2900 万美元（约 18500 万人民币）。损伤一旦发生，或多或少会影响到日常训练，造成舞者生理和心理的双重伤害。对业余运动员或舞者，损伤会影响到其日常工作，使其工作能力和效率下降，甚至完全无法工作。损伤造成的经济问题也不容忽视，不仅会增加国家公共卫生服务的费用，更关乎患者在严重损伤后的康复费用。损伤造成的限制，也可能会中断其家庭和社会参与活动。

损伤对优秀的职业运动员和职业舞者的负面影响可能更为显著。患者除了需要支付更多的医疗费用，更伴随着因伤停训、停赛、停演所面临的个人收入减少问题。停止训练和比赛导致的状态下降，可能会使资助项目退出，并影响舞蹈团队或舞蹈公司的表演。未来的合同也可能由

于损伤史和损伤状况受到不利影响。同时，慢性后遗症也很难被忽视，一项研究发现，80% 的退役足球运动员在至少一项日常生活活动中会出现关节痛，其中 32%~49% 被确诊为骨关节炎——这一发生率明显高于同龄普通人群。

损伤对于舞者事业的长期影响也有类似的困境。在一项研究中发现，舞者的骨关节炎患病率高于同龄非舞者，这项研究将骨关节病的影像学表现作为骨关节炎诊断标准的一部分，指标包括骨质硬化、关节间隙狭窄、骨赘和软骨下囊肿。但需注意的是，受限于混杂变量和受试者对肌肉骨骼病损的主观偏差，通过问卷调查法进行数据采集的研究结果的证据级别较低。然而，在没有更有力的反证的情况下，我们有理由强烈建议人们更多地关注损伤的慢性后遗症。此外，为了减少损伤对个人、集体乃至社会的消极影响，提高人们对损伤发生率和病因的关注，实施有效的损伤预防策略是极其重要的。

损伤风险因素的定义

损伤管理与预防是医务工作者的主要职责。运动损伤风险因素已经被许多学者定义，赫什曼（Hershman）指出："特定运动的风险因素是通过结合特定运动损伤的流行病学和可能导致损伤的易感条件得出的。"尽管他为损伤风险识别提供了一个整体概念，但易感条件仍需更明确。富勒

（Fuller）和德拉韦尔（Drawer）指出了哪些风险因素可以进一步明确，以便运动员对风险因素的了解及其对预防的需求更有针对性；他们将损伤风险因素定义为"可能对人造成伤害的潜在来源，包括某种条件、物体或情况"，将风险定义为"风险因素对特定人群产生影响的可能性或概率"。

风险因素可分为内因和外因两类。内因一般指个体的自身因素，包括年龄、力量、关节稳定性等；外因则源于外界环境，包括地面、防护装备、项目规则等。按可变性风险因素又分为可变因素和不可变因素，可变因素包括可通过训练等改变的因素，如力量、灵敏性；不可变因素包括性别、年龄。不可变因素无法轻易改变，可为预测潜在风险和预防损伤提供参考。

良性关节活动过度综合征是舞蹈中难以避免的一个危险因素。有研究显示，这种疾病通常具有遗传性，与非舞者人群相比，该病在职业芭蕾舞者和较低水平的职业芭蕾团中发病率更高，患病率之比为1∶11。虽然这种与柔韧性相关的肌肉骨骼疾病目前并没有治愈方法，但在意识到它的存在后，人们可以采取措施增加软组织弹性，以预防损伤。

损伤的病因学

理解损伤的原因是医疗保健的基础之一。运动损伤存在几种病因学模型。在这些模型中，有对内部风险因素的解释，如年龄、性别、身体成分、既往史、体能、解剖学和技能水平（如特定运动技术或姿势稳定性），这些因素可能使运动员易受到某种特定的损伤。当这些因素与外部特定因素（如人为因素、运动装备、护具和环境等）共同作用时，会大大增加运动员的受伤概率，而此时如出现诱发事件，如关节运动、表演状态、训练课程、比赛安排，都加大受伤概率。

梅乌伊斯（Meeuwisse）在描述损伤诱因的理论模型中指出，容易造成运动员受伤的因素主要是内部风险因素，但它们很少单独导致损伤，往往是与外部风险因素相结合才导致运动员受伤。同时他还指出，"诱发事件"是损伤诱因的理论模型中最后的变量。不过巴赫尔（Bahr）和福尔摩斯（Holmes）建议细化这个模型，他们认为诱发事件通常只会构成损伤的机制，而不能证明其就是导致损伤的原因，并认为这些信息更有助于我们理解损伤的因果关系。这些早期的模型是线性模型，显示了从事件起点到终点的连续时间线。最新的模型更为灵活，涉及风险与因果关系等递归性质。递归性理论某种程度上基于以下观点，即损伤的存在或发生不会使运动员永久地退出体育活动，因此损伤也不是一个限定的终点。

梅乌伊斯的原始模型为探索损伤的因果关系提供了良好的基础，并且契合了凡·麦赫仑（van Mechelen）提出的损伤预防模型的第二阶段。巴赫尔和福尔摩斯对诱发事件的进一步细化使我们有机会洞察损伤原因的动态性质，强调同一损伤可能涉及多种风险因素，如球员在比赛中的位置和技术水平，而不是仅简单地围绕受伤事件的生物力学原理进行分析。虽然人们认识到损伤的关键可能是受内外因素共同作用影响的诱发事件，但仍有必要了解基于特定情境的具体化的可变因素。例如，一个外部风险因素的改变可能导致与内部风险因素的不同的交互作用，并引发一种新的、不同的损伤。

舞蹈中的内部因素，如髋部和踝部活动范围不足，外部风险因素如表演地面的情况，也可能共同作用造成舞者的损伤。很多运动中都有因髋和踝的活动度受限引发损伤的情况，尤其在舞蹈中，髋关节活动范围受限可引发舞者背部、膝部、足部的损伤，如缝匠肌和梨状肌肌腱炎、膝前痛、髌股关节功能障碍、踝前撞击综合征、足底筋膜炎、跖骨应力性骨折。髋关节和踝关节活动范围受限，同时还可能限制舞者的跳跃高度。

由于关节活动受限，加上舞台缓冲条件较差，舞者承受的地面反作用力反而较小，受伤概率也会降低。然而，如果舞者的髋关节和踝关节活动性较大，能做更高的跳跃动作，就会受到更大的冲击和地面反作用力，损伤风险将增加。

内部风险因素与外部风险因素的相互作用也可受到总体暴露的影响。例如，舞者可能在巡演的最后阶段恰好遇到一个减震能力较差的舞台。在这种情况下，疲劳可能会对舞者承受新的相互作用的风险因素的能力产生不利影响。

这反映在巴赫尔和福尔摩斯报道的过度使用导致损伤例子中，他们建议考虑诱发事件的长期影响。梅乌伊斯等人提出的递归模型可能有助于更好地评估这一动态过程，因为它允许运动员或舞者在暴露期内继续工作，不必在内因和外因的相互作用下停止工作。蒂姆·加巴特（Tim Gabbatt）博士与世界各地的其他研究小组一起，将不断增长的、有关舞者训练负荷与损伤后遗症的影响的知识联系起来，进一步扩展了损伤的病因模型。将损伤风险因素应用到舞蹈中，包括"内部风险因素"中的关节过度活动、"外部风险因素"中的舞台和服饰道具，以及"诱发事件"中的舞蹈编排等。通过运动医学来理解舞蹈的损伤特性将会是临床医师成功治疗舞蹈患者的一个突破点。

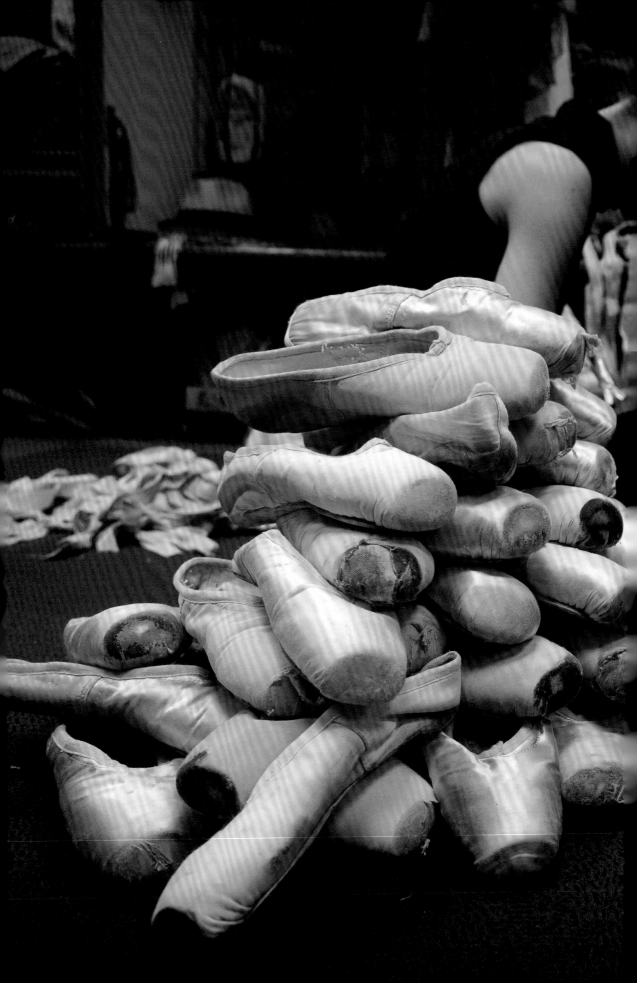

第二章

舞蹈中的挑战

体育运动和舞蹈有很多相似之处，特别是以审美驱动的运动项目更是如此，但体育运动与舞蹈仍存在诸多差异。我们可以通过理解对舞者的各种要求来更好地理解舞蹈的特殊性。本章旨在说明舞蹈中的一些要求和由此带来的挑战。借鉴由梅乌伊斯和巴赫尔提出的病因学模型，会加深我们对舞蹈特有的外部风险因素和内部风险因素的理解。这也将帮助临床医师理解舞蹈中使用的术语，使他们能够将其与生理要求和潜在风险联系起来。

外部风险因素

地板的结构和表面

运动中场地表面与损伤的相关性是损伤预防研究中的一个需要被不断探索和发展的领域。有证据显示，场地表面的变化将影响参赛者的发挥，如橄榄球场地表面的季节性变化，网球场地在赛季中从硬地到红土地再到草地的不同表面的变化。而舞蹈通常是在剧场里表演，但不同舞种的特点（特别是当代舞种）意味着舞者会遇到各种地板结构和表面（照片17）。

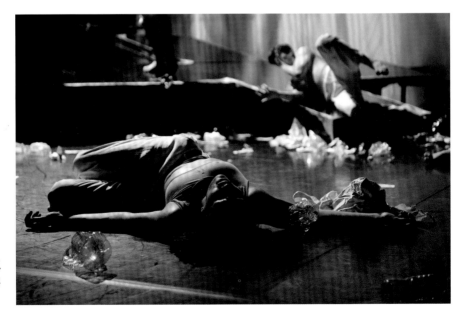

照片17　罗西·凯舞蹈团（卡佳·奥格木村摄）

有建议称理想的舞台地面应达到 60% 的力量缓冲。对于大公司，上课和排练可以在专业工作室中进行，但在社区礼堂上课或排练的舞者不太可能找到一个能达到该特殊要求的地面。对于表演来说，一个大剧院的舞台设计是需要满足多种用途的，可能其性能并不是最适合舞蹈的。地板的构造需要适应从歌剧到舞剧多种不同类型的表演，还要承受巨大的舞台布景的重量。地板下的建筑结构，通过交叉梁可改变舞台不同区域的能量回传性。像很多专业运动一样，在舞蹈中，地面的一致性与损伤的发生率有关。从专业的舞蹈工作室到多功能剧院，由于地板的结构不同，很难让候演的舞者详细了解舞台地板区域不一致的情况。

地面性能也会影响损伤风险。芭蕾舞者主要是在油毡地面上进行表演，但脚与地面的摩擦系数会有很大的不同，这会影响损伤风险。受到清洁产品或护肤品（如润肤霜、按摩油）的影响，地面可能变得不符合要求和过于光滑。一些舞者，尤其是芭蕾舞演员，会使用松香来帮助鞋尖在光滑表面上获得抓地力。

以上这些外部风险因素增加了舞者受伤的风险。与舞者合作的临床医师可以关注舞台和地板的性能以减少这种风险。个人层面上，在训练中对意外情况进行控制的练习很重要。通常情况下，舞者的动作都是编排好的，所以几乎没有意外的动作。作为本体感觉训练的一部分，使用反作用力练习将有助于提高舞者的控制能力。

服饰与鞋

舞者通常穿着紧身练功服或运动服，配上芭蕾平底鞋、爵士鞋、角色鞋，甚至是运动鞋来上课和排练。演出时，舞者的服装可能很重或有限制，甚至妨碍他们的视野（如面具或头饰）。舞者通常会在演出的前期准备中进行带妆彩排，以适应和减少服饰对表演的影响。

不同舞鞋也可能有很大的差异。在芭蕾舞中，女舞者跳足尖舞时，会穿着足尖鞋并用第一、第二趾承重（照片 18）。出于美观的原因，一些舞者可能会努力使中足形成一个延伸的纵弓，并通过距骨关节增加足跖屈程度，这对舟骨和距骨后关节等关键部位有显著的影响。虽然足尖鞋的设计原理是为足部提供支持，但它的结构设计也

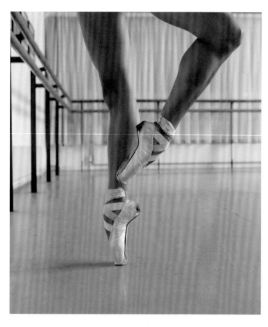

照片 18　足尖点地下小收腿

受到美学的驱动。一些舞者为了追求达到某种审美标准而将鞋底切断，甚至穿过窄的鞋，以使她们的足部获得更大的跖屈。但如果患有莫顿神经瘤，这些做法则应慎用。

不穿足尖鞋时，芭蕾女舞者通常会和男舞者一样穿芭蕾软底鞋，这种鞋提供的结构性支撑非常少。爵士鞋有后跟和前足底，但几乎没有足弓支撑，以便舞者能完成点足尖的动作。舞者常穿着角色鞋演出，可能是凉鞋也可能是过膝靴，差异很大。在现代舞中，舞者可能会赤足表演，也可能会穿着笨重的靴子。国标舞中，女舞者一般会穿高跟鞋，男舞者一般穿着类似爵士鞋的舞蹈鞋，这些鞋可以提供一定的支撑，但主要是为了增加足中部的活动。所有这些类型的鞋都有造成一定损伤的风险。

编舞、舞美布景、设备、照明、道具

当今的舞者需要演绎各种各样角色的编舞动作，随之也增加了许多额外的挑战，这可能会对损伤风险产生影响（照片 19）。例如，某些表演，尤其是现代风格的表演，

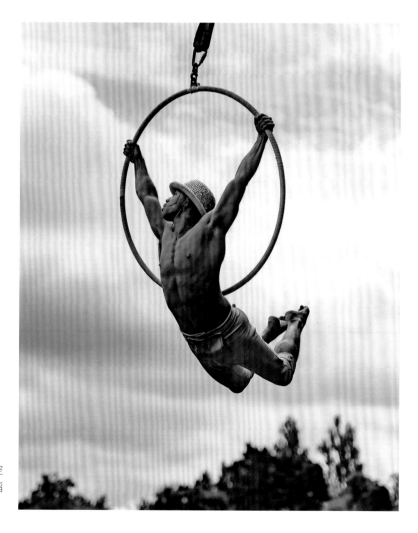

照片 19　舞蹈中的空中挑战演示（双面舞蹈团）

要求舞者在高处表演，使危险性增高。由于受到在大型舞台上排练的档期安排与费用的限制，大多数作品的排练都是在单独的舞蹈室中进行，舞蹈室通常难以容纳舞美布景和完整的灯光设备，所以舞者在正式表演时需要考虑到这些在排练时没有的元素。

一般舞蹈室中的照明系统是非常好的。一场演出中特定的灯光对表演至关重要，但它也可能改变舞者的视野，因为这与舞者在排练中已经适应了的光源完全不同。

除此之外，某些编排中使用的道具对损伤也是一种风险，如舞剧《罗密欧与朱丽叶》中用到的剑，需要舞者具备足够的操作能力和娴熟的技巧以避免被刺伤。

内部风险因素

训练

舞蹈训练旨在培养专业舞者的高超技巧和高效动作。职业芭蕾舞演员的专项训练是从职业学校开始的，学生从 11 岁起入校进行全日制的职业培训。有一部分人从三四岁起就在当地舞蹈学校学习跳舞。科洛屈塔斯（Kolokythas）研究了职业学校不同培训课程的相对分布情况（图 1），从舞者的成长历程中可以看出，舞蹈专项训练是培训重点，训练任务在 14 岁（学业结束时）较 7 岁出现了成倍增加。在学生的整个舞蹈发展过程中，每周只有 1~3 小时的身体准备时间。

客观理解训练的本质和舞者的培养是很重要的，即使是对优秀舞者来说，也不要对关键的生理变量做出假设，如力量和体适能。

培养和训练的过程是为了创造有效的动作模式，使舞蹈动作更合乎审美的要求，同时也可能给那些希望支持舞者体能和康复的人带来潜在的挑战。舞者们可能没有接触过补充性训练项目，比如力量训

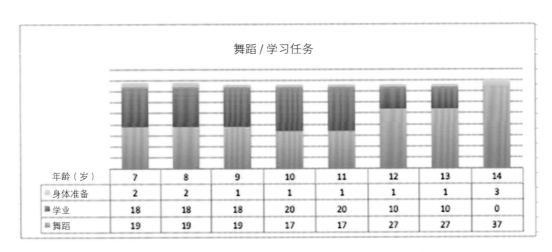

图 1　职业舞蹈学校的舞蹈和学习任务（单位：小时 / 周）（Kolokythas, 2017）

练和在其他运动中很常见的核心稳定性训练。花时间对舞蹈损伤患者进行充足的宣教，是康复过程的重要组成部分，能更好地提高患者对康复训练的理解和依从性，其中部分教育内容可能需要以改变预期的审美为中心。由于担心肌肉肥大或柔韧性降低会影响审美，舞者对力量训练产生抵触是很正常的，而正确理解力量训练的利弊以提高训练依从性对舞者非常重要。缺乏针对性的补充性训练也可以用来解释为什么对舞者各种生理变量的研究，如最大摄氧量和力量，显示出低于预期的结果。为具备舞蹈所需的非凡的能力，尽管舞者的生理基础低于预期，但也可以通过学习如何有效利用生物力学和运动模式而取得非凡的表现效果。这意味着有更多的领域有待探索，以便使舞者具有更强的对抗损伤的能力。

工作量

大型芭蕾舞团往往有类似于英超足球队或橄榄球队的演出季，从每年八月开始，一直持续到来年夏天。通常在一年的夏天有一段休息时间（最多 5 周），在演出季中期会休息大约 1 周。较小规模的舞蹈团的档期一般不太规律，舞者可能很难制订自己的训练计划。靠临时合同工作的独立舞者将面临更大的挑战，他们可能会迫于生计而签更多的合同，以至于没有足够的休息期或训练期。

大型芭蕾舞团通常每周有 6 天的芭

蕾舞基础训练课，每次课程大概 1~1.5 小时，每次的基础训练形式可能有所不同，但主要包括 3 个环节：把杆练习、中间练习和跳跃练习。把杆练习部分，舞者将利用壁挂式把杆或落地式把杆支持和稳定肢体，进行系统的热身和神经肌肉激活，在把杆上完成下蹲、足尖点地等芭蕾基本动作，不断提升舞者的动作质量和身体素质；中间练习中，舞者将脱离把杆，来到舞室中央，开始舞步和旋转练习；跳跃练习也是必不可少的，从小跳到大跳，难度逐步递增（照片 20~22）。

基础训练课的安排是为了支持和发展

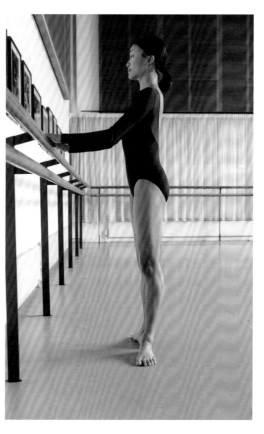

照片 20　面向杆一位脚站立

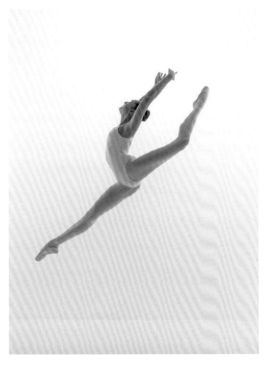

照片 22　芭蕾大跳（柯斯蒂·沃克摄）

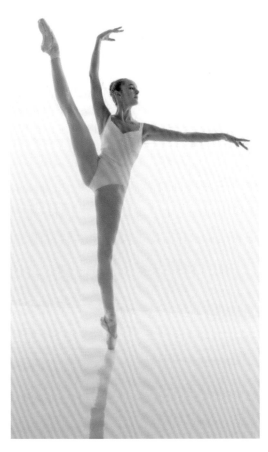

照片 21　俯望式伸展（柯斯蒂·沃克摄）

舞蹈的动作技巧和效率。通过逐步积累，基础训练课可以作为热身和发展力量、耐力的方法。

根据演出季时间的变化，每次基础训练课后还可能有长达 6 小时的排练，随着演出时间的临近，舞团可能每次不止排练一部作品。如果舞团规模较大，还会有多组的阵容排练。演出期间排练依然会进行，不过会酌情减量。一场大规模的舞剧每周可以演出 7~9 场，根据合约，演出期的时长从几周到几个月不等。通常，一个

大型芭蕾舞团每年演出在 150 场以上，伦敦西区或百老汇的同一部舞台剧全年或多年都在上演，并且是由同样的舞者年复一年地重复着同样的动作。

根据舞团的规模和表演的时长，演出可以有多组阵容。如果只有一组固定演员，每个舞者都会有很大的压力，他们需要参与所有相关的排练，同时心理上也会变得紧张，因为如果他们因伤不能表演或训练，将没有人能替代他们。而多组阵容的缺点是大多数表演会由首席演员阵容完成，替补舞者难以保证有与首席比肩的能力。

舞者在一场演出中可能扮演不止一个角色，部分舞者需要扮演多个角色。在不

同的表演或编排中工作量也可能不同。如果准备不充分，工作强度和训练暴露的变化过大可能会增加舞者的损伤风险。

热身准备

舞者准备得越充分，受伤的风险就越低。如果想要提高表演水平并增强抗损伤能力，舞蹈相关的工作量和强度是舞者准备工作中的重要考虑因素。

通常由于演出期间的排练安排，芭蕾舞演员会在演出前几小时上基础训练课。支持"西区"（West End-tye）类型表演的舞者会在表演前进行"舞蹈队长"（Dance Captain's Session）的练习，作为他们准备表演的一部分。

体育运动员通常会在比赛开始前身着比赛服装进行热身。由于演出服饰、发型和妆容的要求，舞者的热身需要比预期或常规训练的时间更早。演出准备的时长

也可能会影响到进餐时间和营养补充，舞者通常无法保证在表演前的最佳进餐时间（演出前 3 小时）进食，而且考虑到动作完成的需要，哪怕时间允许，舞者们也不会吃东西，部分舞者会选择自制的果汁奶昔类的饮品以补充一定的能量。

"规则"的改变

一些体育项目参考流行病学统计数据，围绕规则的改变来指导训练决策，以减少运动损伤。例如，改变澳式橄榄球的开球方式降低了后交叉韧带损伤的发生率，而英式橄榄球联盟一直在研究损伤与并列争球和接触区域之间的相关性。舞蹈从业者需要建立流行病学数据库，以加深舞蹈指导／舞蹈编剧对舞蹈损伤的认识，支持潜在的改变，以减少损伤的发生。

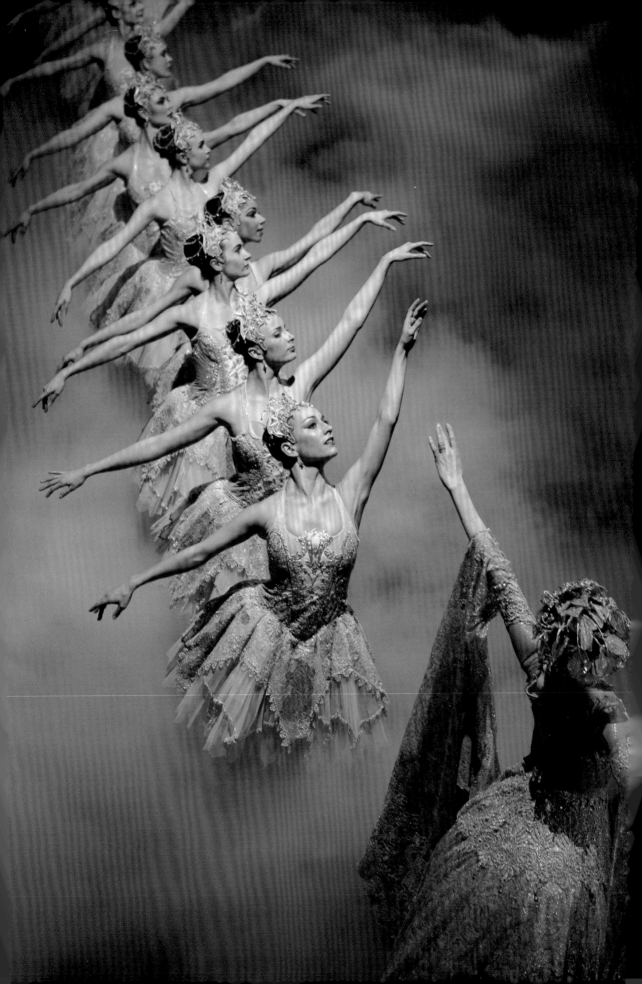

第三章

舞蹈的损伤研究

本章将通过病因学模型和舞蹈损伤风险的特异性来建立对舞蹈发展的理解。病因学是探索疾病或损伤的致病因素或风险的医学分支。随着对损伤的生理和心理影响认识的不断深入，从业人员有责任探索短期和长期的减少这些影响的方法。想要更好地预防损伤，首先需充分认识损伤在何种条件下更易发生，这包括从病因模型中提取相关信息，并将其应用于损伤研究系统。在舞蹈相关领域尚未发表关于损伤研究的国际共识声明的情况下，从舞蹈病因学模型中获得的知识可参考当前足球、橄榄球、网球项目损伤研究的国际共识声明中的最佳实践方案。

舞蹈损伤和风险

了解与损伤相关的病因是舞者的损伤预防策略的基础。此外，必须建立明确的损伤预防模式，在此基础上确认损伤问题的具体内容，包括损伤的数量、发生率、发生时间、严重程度，以及病因、危险因素和损伤机制的辨别，这些数据是通过损伤监测和流行病学研究收集的。损伤监测即使用多种方法不断收集损伤数据，但数据的相关性在很大程度上受到运动损伤、严重程度、暴露定义的准确性和有效性影响。此外，理想情况下应该对所有体育项目使用相同的损伤监测系统，但需要认识到不同运动环境的特殊性，并在所采用的方法中反映出来。霍奇林－菲利普斯（Hodgson-Phillips）支持这一观点，他认为受干预变量数目的影响，比较不同体育项目的损伤统计数据可能是无效的。然而这些变量影响越小，在某一特定体育项目内或其他项目之间进行损伤统计的比较时获得的结论就越趋同。因此，在体育流行病学文献中，对这些方法学变量的质疑和共识声明越来越受到关注。

损伤监测的共识方法将为舞蹈等活动提供额外的好处，舞蹈的受关注度不及诸如足球和橄榄球等资金更充足的运动项目的受关注度，并没有很多的流行病学研究。一些较大的国家级机构将流行病学研究作为该机构成员和组织的职责之一，这为确定具体需要的流行病学模式和趋势提供了宝贵工具，并有能力解释任何变化造成的结果。其中一项长期研究评估了澳式橄榄球规则对损伤的影响，数据收集的直接结果使得规则被改变。规则改变后的再评估表明，最初显示的损伤发生率有所下降。目前，在英国还没有比较权威的舞蹈管理机构，也没有对舞蹈的长期流行病学研究。因此，对舞者损伤事件及其对英国舞蹈界的影响的理解和认识是有限的。

虽然损伤监测和流行病学研究可以提供有价值的信息，帮助管理和治疗体育损伤，但结果的有效性和可用性取决于适当的研究设计和方法运用。研究设计和方法的一致性也可提高在某项运动内和不同运动项目间进行比较研究的有效性。

损伤研究设计

案例系列设计或队列设计

运动损伤研究有两种主要方法。第一种是案例系列设计，是分析特定损伤案例、特定运动的损伤案例或基于特定人群或机构案例的研究方法。其关键是仅对受伤运动员收集数据，不包括非受伤运动员的信息的收集，这使研究结论的验证受到一定限制。此外，病例系列研究缺乏受试者损伤暴露的数据。

第二种研究方法是队列设计，包括对受伤运动员和未受伤运动员的分析。因为队列设计的分析性质，不仅包括对损伤率的统计，而且可对已知损伤风险进行评估，有助于在检验损伤因素假设是否成立的过程中区分受伤和非受伤运动员的特点。这可能在舞蹈损伤研究中十分有用，能进一步了解从事复杂表演的舞者所面临的损伤风险因素。

前瞻性设计或回顾性设计

作为研究设计过程的一部分，损伤数据可以回顾性获得也可以前瞻性获得。回顾性研究在舞蹈领域的应用已经受到学者的关注，这种方法可能存在严重缺陷，包括回忆偏差和对暴露过高或过低的主观估计，都会影响研究结果的有效性。加布（Gabbe）、芬奇（Finch）和本内尔（Bennel）等人在 2003 年的研究中指出，运动员通常无法准确回忆 12 个月内的受伤史。

前瞻性研究可以提高研究结果的有效性和可靠性，从而提高研究的权威性，在此基础上可将研究结果中的干预策略作为减少损伤影响的方法之一。前瞻性研究的另一个好处是，它将源于病因模型的信息归入损伤研究的集合，以及关于内部风险因素（如工作量、康复等）和外部风险因素（如地面类型、鞋、道具）的信息研究中。最后，可研究具体的诱发事件以了解舞蹈编排和训练时间安排的影响，以及刺激事件和损伤机制。所有这些都直接纳入预防潜在损伤的方案。

损伤的定义

损伤监测方法和流行病学研究的一个关键因素是以哪项定义作为标准，因为这将对所收集数据的性质、有效性、可比性产生极大的影响。目前，体育和舞蹈的流行病学文献数据中已使用了许多损伤定义，如下所示。

- 体育或舞蹈相关事件造成的身体伤害，无论其结果是否使参与者丧失行为能力。
- 需要接受医院治疗的损伤。

- 需要转诊治疗或医疗护理和建立医疗记录的损伤。
- 导致保险公司索赔的损伤。
- 导致不能按计划参与比赛或训练的损伤。
- 在体育比赛中造成时间损失的损伤。

损伤定义的选择受多种因素影响，包括资金、人力资源或对患者群体的可访问性，这应该由研究的根本目标决定。例如，一项关于损伤经济成本的调查研究将运用保险索赔表作为一个损伤指标，而一项运动损伤对医院护理情况影响的研究则会用医院就诊作为损伤定义。

尽管研究的目的是为了回答研究者的预期问题，但有些定义的客观有效性存在局限。例如，"对损伤的定义包括体育或舞蹈相关事件造成的身体伤害，无论其结果是否使参与者丧失行为能力"，这样的定义难以真实反映损伤对运动表现的影响。同样，患者利用治疗服务获取生活费时可能超额上报损伤事件的经济损失。在体育（或部分舞蹈）组织中，对成员免费进行内部医疗服务的情况会更普遍。这种情况下此类损伤很难记录和分类以进行损伤研究，或作为减少不良影响因素的一部分进行分析。

以医院诊断或向保险公司索赔定义损伤会导致上报的损伤数量低于实际发生的数量，只有较严重的损伤才被记录在案。同样，用医疗记录作为评价标准也会使很多轻伤被遗漏，然而它们可能影响运动表现或造成长期的后遗症。这种现象在舞蹈界比较常见，因为大量舞者不能获得医疗

保障，医疗费用需要自行承担，所以舞者可能选择不找医务人员管理损伤，而选择带伤训练演出和自我管理伤情。

部分研究采用时间损失定义损伤，只有导致错过训练计划的损伤才会被记录。记录比赛（在团体项目中）的时间损失被认为是最经济、实用、准确的方法，也是唯一能100%或接近100%地有效获取定义数据的方法。尽管这一定义得到提倡，体育流行病学领域的作者奥查德（Orchard）和霍斯金斯（Hoskins）仍指出了此标准的局限性：这种定义在很少有比赛的体育项目中用处不大；在赛季末比赛出现的损伤有较大的偏倚；当实际比赛时间与标准赛程（如每周1场）不一致时报告的阈值将有偏差；使用镇痛药或麻醉药后继续参赛的运动员其部分损伤无法确认；仅造成经济损伤而未影响参赛的损伤难以被记录。该方法更明显的弊端是，它可能无法捕捉到那些与其他（也许更重的）损伤后遗症相关的损伤，在没有错过任何计划活动的情况下对运动表现产生影响。

时间损失的定义显然不适用于舞蹈，因为舞蹈没有统一的赛程。舞蹈表演可能是零星的或在几周的排练后进行2~6周的表演。由于损伤可以发生在不同表演时段之间，因此使用时间损失可能会导致大量的损伤被漏掉。舞蹈的性质决定了虽然一个舞者可能由于受伤而无法扮演更具挑战性的角色，但可能有能力去承担一个挑战性较小的角色。使用时间损失方法时，这种特殊的损伤便不会被纳入其中，但舞者毫无疑问已受伤，不能充分发挥他们的能力。

此外，由于舞者在排练时要花大量的时间重复相同的动作，这会在一定程度上增加受伤的风险，因此排练的时间也需结合舞蹈损伤的相关知识来安排。使用全面时间损失定义损伤，包括造成错过训练或比赛的损伤，可提供更真实全面的运动损伤发生率，但是研究的可靠性难以验证。

使用限制活动作为定义时，部分限制和完全限制难以区分，这个问题尽管可以通过报告损伤的严重程度解决一部分，但仍很难充分确认损伤的严重性。在舞蹈中使用时间损失作为定义解释活动受限，为探索那些影响表演的损伤提供了机会。因此，它可以对所有利益相关者产生影响，并为从事舞者健康和福祉的相关企业提供战略性规划基础。同时，获取导致舞蹈活动完全丧失和限制活动的损伤数据，有助于深入了解损伤对舞者表演的影响。

足球、橄榄球、网球的损伤定义的共识声明已经公布。损伤普遍的定义范围很广，从身体不适到影响身体功能的完整性，到足球和橄榄球比赛中的医疗照顾和时间损失。在网球共识声明中将损伤定义延伸到"医学情况"，包括疾病、心理和损伤情况。共识声明的价值源于，该领域权威研究人员和临床医师以流行病学数据为依据讨论和达成共识的最佳过程，它为其他研究人员的工作提供了一个范式，为交叉研究比较提供了更大的可能性。

形成并使用共识定义的必要性在舞蹈中也得到了认可。正如网球共识声明所指的那样，相关人员有必要采纳和利用已确立的

共识文件的某些方面，这些方面已经证明这一研究进程在为其学科吸收宝贵数据时的价值，但也有必要在此基础上纳入与专项运动/活动更直接相关的具体内容。舞蹈这种非竞技性运动的性质不同于以时间、高度、分数和目标客观衡量运动表现的体育项目，这可能意味着舞者可以自行决定是否要发挥他们的最大表演能力，以应对损伤的情况，从而能够继续表演。因此，在舞蹈中必须使用全面的时间损失定义损伤，以便解释那些对表演有一定影响但不会导致完全退出与舞蹈相关活动的损伤。

数据采集与报告

对损伤监测研究结果有效性的进一步影响源于报告方法，最常见的3种损伤报告方法为绝对损伤数量、损伤比例和损伤发生率。由于已排除暴露数据，单纯以数字或比例报告的结果不能确定运动员处于损伤风险的活动时间及暴露条件，所以不够准确，无法与其他数据进行有效比较。发病率作为一个数学和流行病学概念，可以确定风险人群和风险时间。

即使有暴露记录，发病率的表达方式也可能对各项研究之间的比较造成影响。表示暴露发生率的常用方法包括：损伤/1000暴露小时、损伤/1000运动员暴露、损伤/1000比赛小时。将损伤发生率记为每1000小时暴露的损伤发生数量，可以与其他已发表共识的运动的流行病学数据进行交叉比较，并有助于更好地了解损伤潜

在风险。舞者通常长时间进行舞蹈相关活动，在确定舞蹈的潜在风险时，将暴露时长考虑在内是至关重要的。

由于暴露方式的不一致，舞蹈损伤文献被弱化了。暴露可用两种方式表示：以活动为单位［也称为运动暴露（athletic exposures，AE）］或以时间为单位。1AE 即参与一次训练或比赛，这种方式已经被美国大学体育协会损伤监测系统用于多个体育项目的损伤报告。然而，它作为暴露的测量度有一个主要的局限：每次训练或比赛所用时间会发生变化。体育比赛的竞技过程可能只有 10 秒（如田径项目），也可能长达数天（如板球比赛）。同样，训练时间也不尽相同，这些都会影响不同项目之间的可比性。

也可以时间为单位记录暴露，这样能更好地了解暴露程度，也能对评估风险提供更好的参考。在舞蹈中，由于排练、舞蹈课程和表演时间不同，将暴露量作为时间的组成部分计算（每 1000 小时的比率）将更敏感。

这两种方式均存在一定的局限性，即两者未能整合全部暴露的强度。由于不同舞蹈的相关活动的性质可能会存在能量暴露不同的问题，舞蹈可能会对测量暴露带来一定的挑战。虽然计算单个舞者的暴露是理想方式，但在大型芭蕾舞团中记录单个舞者的排练和表演时间可能太耗时。在这种情况下，根据群体数据计算平均暴露量是一种可以接受的方法。尽管测量与舞蹈相关的能量暴露可以让我们更好地了解这种暴露及其对舞者的后续风险，但在纵向流行病学研究中使用能量暴露存在实质性问题，主要为纳入研究中的问题，并有可能被禁止研究。与训练量相关的信息，即使只是通过自我报告的"主观运动强度"评分，也可以为受伤风险评估增加重要的组成部分。

损伤严重程度报告

损伤的严重程度和发生率构成了流行病学研究的关键参数，可以确定特定人群中损伤问题的严重程度以及同一运动项目内和不同运动项目间的数据比较。这些关键参数还可以分析风险和损伤之间的关系，并为评估干预策略的有效性提供证据。布鲁克斯（Brooks）博士和富勒（Fuller）教授说明了损伤定义和严重程度的重要性，指出这两方面的不确定性常常影响不同研究之间比较的有效性，纳入损伤的分布和性质可以提供进一步的数据，有助于全面的风险分析。在舞蹈研究中记录损伤严重程度至关重要，因为在评估舞蹈相关风险时更高发的轻伤会造成医疗保健提供者的误判。

损伤的分布、性质和编码

使用标准化的诊断编码系统可以提高不同测试人员之间数据收集的可靠性，减少主观性。Orchard 编码系统是运动损伤研究中使用的一种编码系统。人们已经认识到对舞蹈损伤进行编码的必要性。使用国际公认的编码系统可以提高数据的交叉可比性和结果的可靠性。

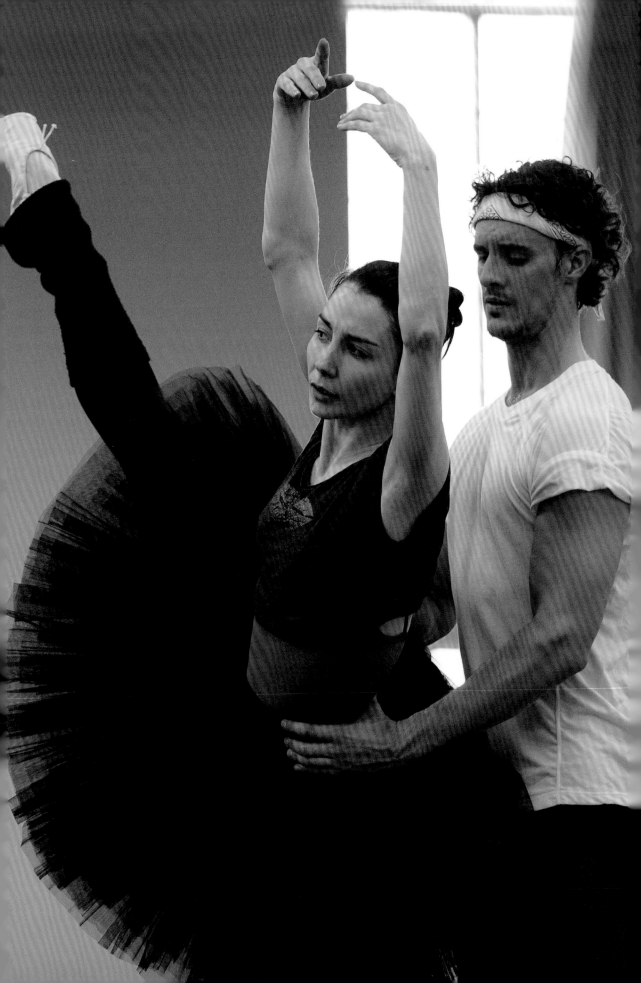

第四章

舞蹈中的身体准备

可以使用各种训练方法来支持舞者的生理需求。本章将介绍舞蹈中"体能"的概念，这是一个涵盖身体准备各个方面的广泛概念。它建立在舞者在身体准备中经常采用的传统方法上，如普拉提，并扩展到包括运动能力、力量、爆发力、肌肉耐力和体适能的训练。本章也涉及舞蹈整体性身体准备的关键部分：能量需求和恢复。同时探索舞者如何通过体能训练更好地支持和提升他们的表现能力，并提供一些实际案例作为示例和参考。

引言

在大多数运动项目中，补充训练是整体训练的一部分。但是在舞蹈中并非如此，不是所有的舞者都将结构化的补充训练作为其能力发展的一部分。因此"体能"一词可能会是舞者的警钟，让人联想到健身房中的抗阻训练或力量训练。英国体育学院将体能训练定义为："运动员为取得优异的运动成绩而进行的身体和生理上的发展。"根据以上定义，其作用是"使用运动处方来提高运动员在运动竞赛中的

表现，并帮助运动员在运动表现中预防损伤、运用合理的技巧"。

体能训练也可用来发展机体某部位的力量，而这些部位的体能训练并不完全受到运动项目本身特征的支持。例如，有研究表明，抗阻训练可以提高骨密度，对优秀女子赛艇运动员的研究显示其腰椎骨密度高于普通人的平均水平。众所周知，舞者的腰椎骨密度低于普通人，因此通过划船测功仪进行补充训练肯定是有益的。

体能训练不只是局限于健身房里进行的重量或器械训练，而是指各个方面的生理功能的强化，包括心血管健康、运动能力强化和超等长训练。体能训练可以在健身房进行，也可以在舞蹈室中完成。舞蹈是一门建立在技术能力和技巧基础之上的学科，基于舞蹈的体能训练则可以支持和提升舞者的技术表现。此外，研究表明，更健康的舞者常常被艺术指导评为更好的舞者。体能训练也可用来减少生理疲劳对表演的消极影响，同时提高舞者对抗心理疲劳的能力。适当的体能训练有助于舞者发挥他们的艺术表现力。这与运动员接受体能训练的情况一样，运动处方（体能训

练）和期望结果之间需要有明确的功能关系——通常舞者进行的体能训练会增益舞蹈表演某一特定方面。

舞者的身体素质

核心稳定性

长期以来，核心稳定性一直是健身和健康管理领域的重点关注内容。传统上，核心区域训练计划通常包括"核心桶状区"的多裂肌、腹横肌和腹斜肌的激活。基于文献中描述的不同分类系统，有许多与核心稳定性练习相关的定义和术语，其中较为常见的肌肉系统分类包括简达（Janda）和萨尔曼（Sahrmann）的稳定肌和运动肌系统、贝里马克（Bergmark）的局部和整体肌肉稳定系统。正如科莫弗德（Commerford）所说，这些系统在评估其临床价值时有更加紧密的联系。鉴于对运动过程中因肌肉失衡、代偿性活动或节段性控制不足所致的功能性不稳的影响的理解，科莫弗德将核心稳定性描述为：在身体任何部位运动时，参与稳定性控制的能力。制订舞者体能训练计划的基本原则同样也是康复方案制订的关键。核心稳定性、运动控制稳定性以及神经肌肉易化性为日常运动提供了基础，并为高强度运动创造了安全的环境。如果没有良好的身体基础，高强度的训练将会增加受伤的风险。此外，良好的身体基础可以获得更高的动作质量，包括动作的连贯性和高效性。

舞者良好的身体素质可以通过多种方式练就，如普拉提、禅柔、瑞士球、垫上训练，以及近期流行的悬吊训练。每个项目都有自己的优势和不足。交叉使用这些以核心稳定为基础的神经肌肉训练可以平衡训练效果。如果使用得当，这些方式可以提供一种有效的手段来提升和发展所需的控制能力，从而满足舞者的表演需要。

舞者身体稳定控制能力的发展可以集中在关键的稳定区域，如足踝、腰部、骨盆与肩颈部。在髋关节和肩关节等部位，稳定性和灵活性同样重要，因此，这些部位都是稳定性训练的重点。胸椎和腰椎的灵活性也很重要。

对舞者来说，头部稳定控制的一个关键要素来自颈深屈肌，这是作为建立头部稳定控制的一项重要的基础训练（照片23、24），然后进阶到站立位头颈部等长收缩训练（照片25），最后通过一系列的"定位"训练来建立对整个活动范围的稳定控制（照片26）。

同样，足尖旋转和旋转动作在功能上要求胸段良好的稳定性，以及肩胛骨的稳定控制能力。肩胛骨的稳定性和肩关节的灵活性训练可以从俯卧位开始（照片27、28），然后进阶到站立位（照片29~32）。

在肩胛骨稳定性训练的同时进行胸椎抵抗旋转阻力的等长收缩，可以更有效地建立胸椎的稳定控制（照片33~36）。

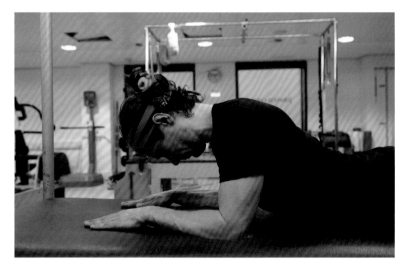

照片 23 颈深屈肌稳定性训练：起始位

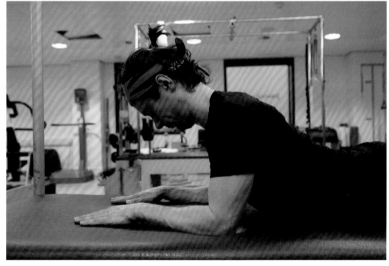

照片 24 颈深屈肌稳定性训练：终末位

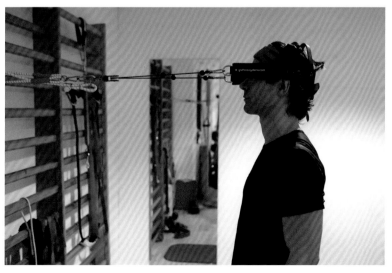

照片 25 颈深屈肌稳定性训练：站立位

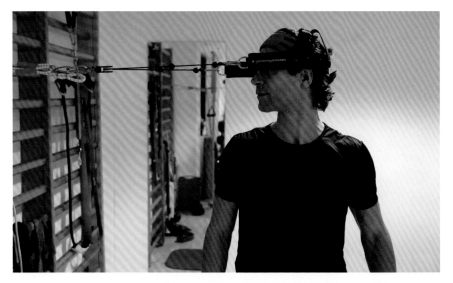

照片 26　颈深屈肌"定位"稳定性训练

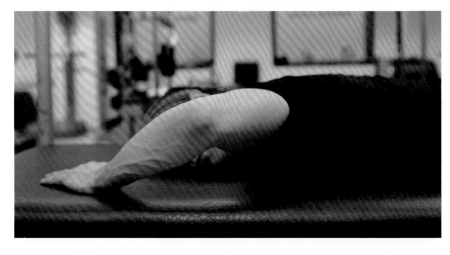

照片 27　肩胛骨稳定性训练中的俯卧抬肘练习

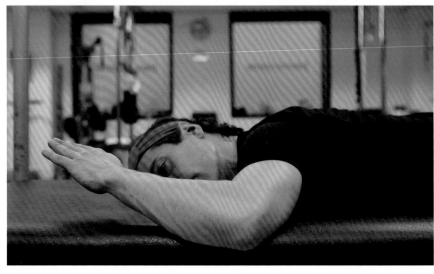

照片 28　肩胛骨稳定性训练中的俯卧抬腕练习

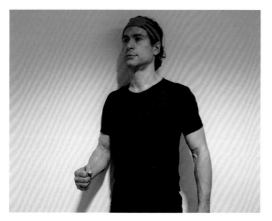

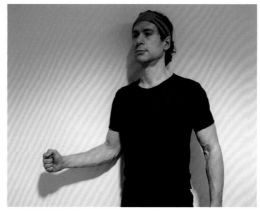

照片 29　站立位肩胛骨稳定性训练：起始位

照片 30　站立位肩胛骨稳定性训练：终末位

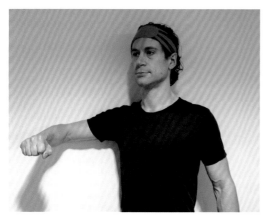

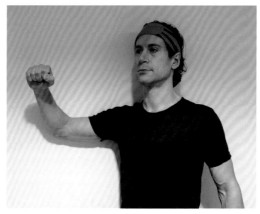

照片 31　站立肩外展位肩胛骨稳定性训练：起始位

照片 32　站立肩外展位肩胛骨稳定性训练：终末位

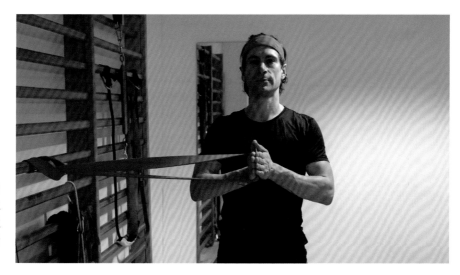

照片 33　帕洛夫推：站立位胸段稳定性训练（起始位，前面观）

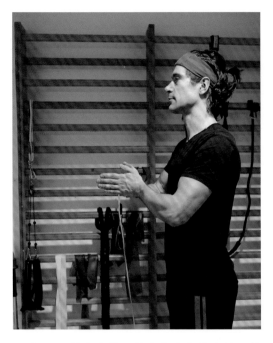

照片 34 帕洛夫推：站立位胸段稳定性训练
（起始位，侧面观）

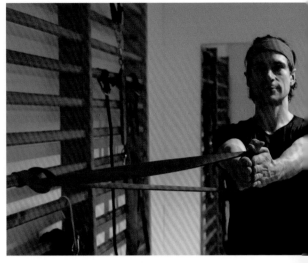

照片 35 帕洛夫推：站立位胸段稳定性训练
（终末位，前面观）

　　在训练过程中，保持躯干（包括胸椎和腰椎）的中立是一个关键点。此外还可以结合肩胛骨控制加悬吊设备（照片 37、38）或髋关节运动加瑞士球，如瑞士球登山跑后抬腿动作（照片 39~41）。

　　髋部的外旋活动度和髋周肌肉的激活对舞者的整体稳定性至关重要。外旋活动度训练可以从仰卧位屈膝屈髋开始，然后双膝分开（照片 42、43），之后可以进阶到站立位（照片 44、45）。

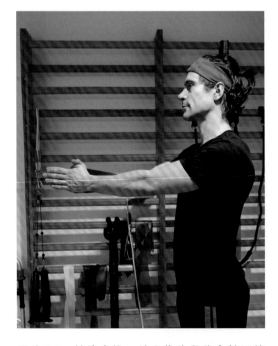

照片 36 帕洛夫推：站立位胸段稳定性训练
（终末位，侧面观）

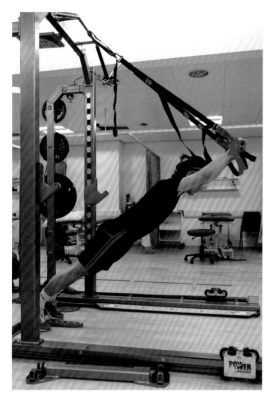 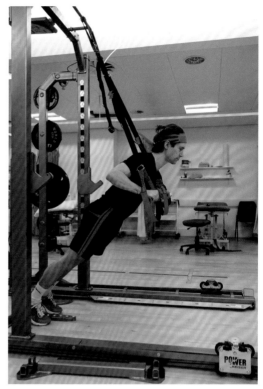

照片 37　肩胛骨控制训练加悬吊设备：起始位　　照片 38　肩胛控制训练加悬吊设备：终末位

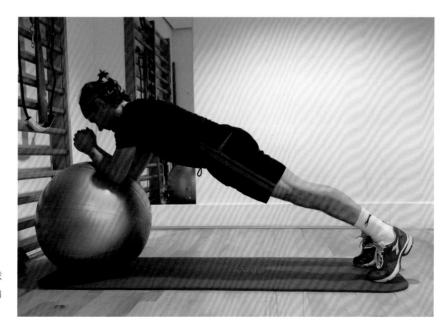

照片 39　瑞士球
登山跑后抬腿动
作：起始位

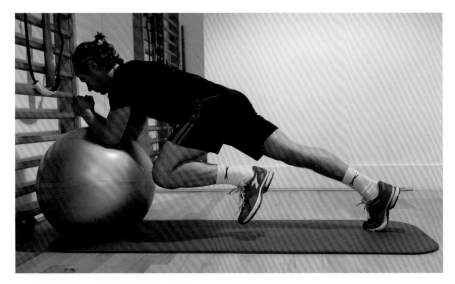

照片 40　瑞士球登山跑后抬腿动作：过程位

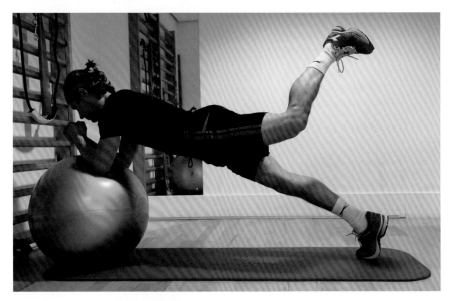

照片 41　瑞士球登山跑后抬腿动作：终末位

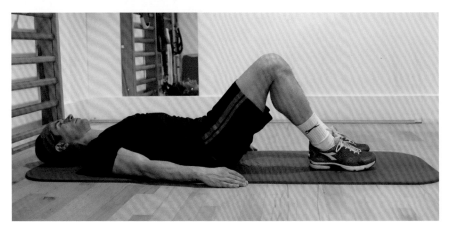

照片 42　仰卧位屈膝屈髋外旋训练：起始位

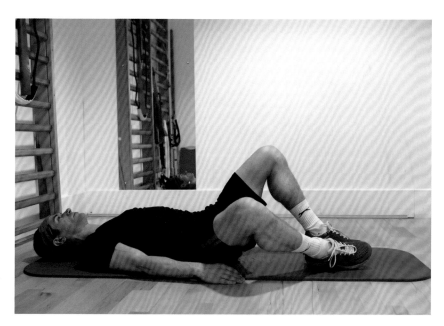

照片 43　仰卧位屈膝屈髋外旋训练：终末位

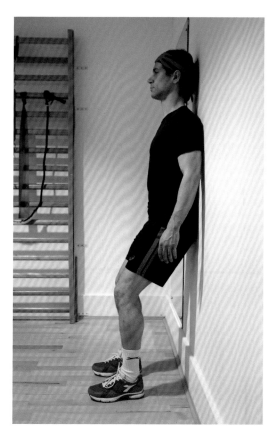

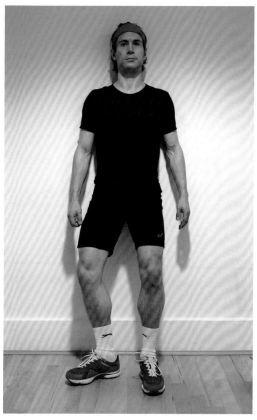

照片 44　站立位髋关节外旋训练：起始位　　　照片 45　站立位髋关节外旋训练：终末位

如果有条件结合器械进行训练，瑞士球臀桥训练是不错的选择（照片 46~48）。

瑞士球可以提供一个不稳定平面来进一步训练身体的稳定性，同时促进其他部位的参与。舞者经常利用腘绳肌内侧发力做如单腿提膝的动作。瑞士球下腘绳肌回拉是一个很好的动作，能够强化躯干的稳定性，同时激活腘绳肌（照片 49、50）。

为了增加腘绳肌外侧的力量，可以做反向瑞士球臀桥（照片 51）。

没有运动器材的情况下利用全身运动链进行训练是有益的，因为这种动作模式和舞蹈动作更加相似。例如，站立位鸟式或狗式训练，可以进阶到手持重物下训练（照片 52、53）。

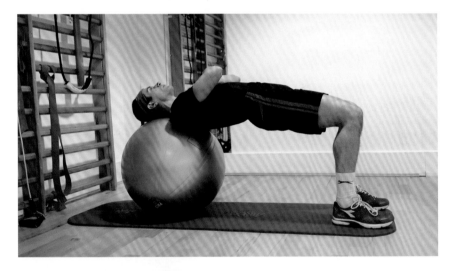

照片 46　瑞士球臀桥：起始位

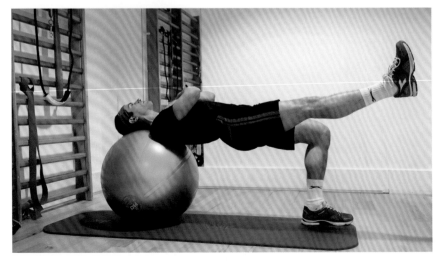

照片 47　瑞士球臀桥：过程位

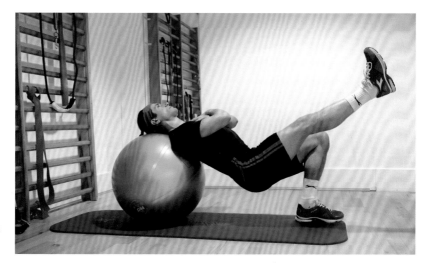

照片 48 瑞士球臀
桥：终末位

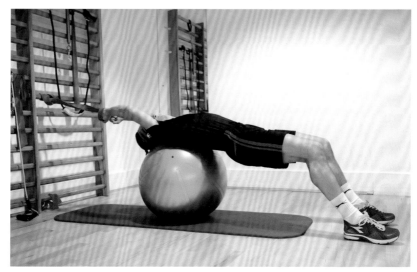

照片 49 瑞士球下
腘绳肌回拉：起始
位

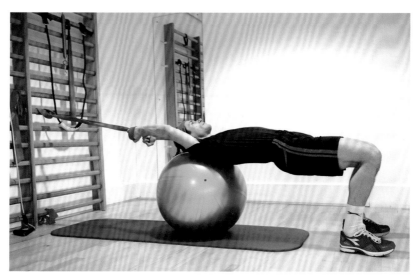

照片 50 瑞士球下
腘绳肌回拉：终末
位

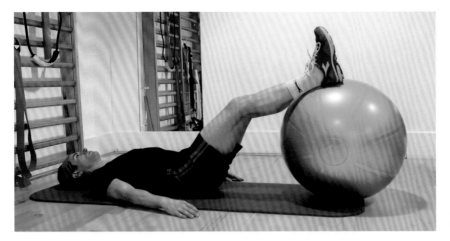

照片 51　反向瑞士球臀桥

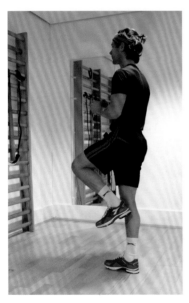 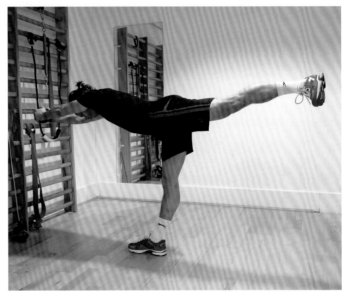

照片 52　站立位鸟式训练：起始位　　照片 53　站立位鸟式训练：终末位

　　虽然负重伐木训练与力量和耐力训练更为相关，但是它也是一个建立旋转稳定性和力量的好方法（照片 54、55）。

力量

　　力量的定义是一块肌肉或一个肌群对抗阻力的能力，通常是以较慢的速度施加（相较于爆发力）。维持或保持力量的能力（通常在亚极量负荷下）被称为肌耐力。功能性力量和肌耐力在舞蹈表演中起着关键作用，舞者经常被要求举起舞伴或举起与自己体重相近的重量，而且还需要反复进行。因此，力量和肌耐力的补充训练是支撑和提高舞蹈表演能力、预防损伤的关键组成部分。力量需要建立在最佳神经肌肉和运动控制稳定性的坚实基础上。这可

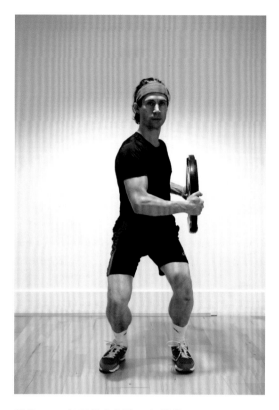

照片 54 负重伐木训练：起始位

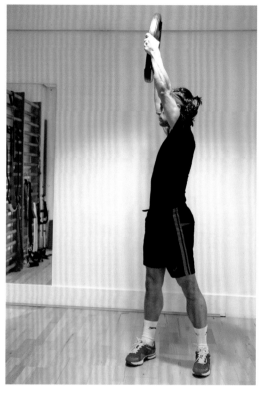

照片 55 负重伐木训练：终末位

以让舞者保持姿势和举起舞伴，同时也为更多的弹性动作（如跳跃）提供动力。

在为舞者设计力量训练方案时，首先需要制定训练目标以确保方案的针对性。例如，对某些舞者，源于美学的健硕身材可能是他们进行力量训练的目的之一。力量训练和爆发力训练最显著的区别是完成动作的速度，爆发力训练需要快速完成。在舞蹈编排中常常出现要求爆发力的动作，且该动作可能会在一段时间内反复出现，这就要求舞者在有爆发力的基础上有良好的肌耐力。考虑到舞者体能训练的要求，肌力、爆发力、肌耐力的发展是关键。

热身对所有训练都很重要，它可以减

少损伤的风险，提高功能水平。力量和爆发力训练前也不例外。建议首先使用功率自行车或椭圆仪来提高心率，然后进行核心训练，可以同时进行灵活性训练，尤其是髋关节和肩关节部位。最后，做特定的低负荷力量训练，负荷通常为 60%1RM（one rep maxium，一次重复可对抗的最大重量），这是一种有效的做法，可确保目标肌群在一定程度上处于激活状态并为更剧烈的运动做好准备。

与所有类型的训练一样，为了达到预期结果，可以灵活调整各项训练要素。首先从动作的选择开始，如深蹲和硬拉这样的复合动作，可以在最高效发展力量的同时发展运动能力。在动作的选择中，或针对关键肌群进行单独训练，又或力量与动作能力两者兼顾。直立的舞蹈姿势，尤其是芭蕾舞姿势，其本质意味着后链的自然发展将更少。因此，更需要力量训练的补充。复合动作，如颈前深蹲，能提供类似举起舞伴的功能性动作模式（照片 56、57）；罗马尼亚硬拉（照片 58、59）是一个很好的发展舞者后链、股四头肌和躯干力量的动作。随着能力的提高，罗马尼亚硬拉可以进阶到全幅度硬拉（照片 60、61），但在加大的动作范围内拉起杠铃前需要有更好的控制力。

单独训练可在确定有具体薄弱环节、

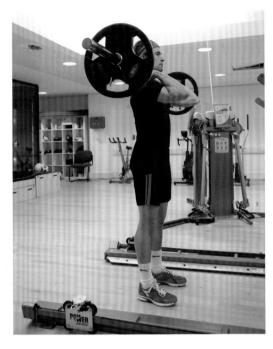

照片 56　颈前深蹲：起始位

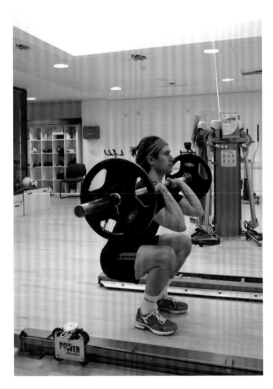

照片 57　颈前深蹲：终末位

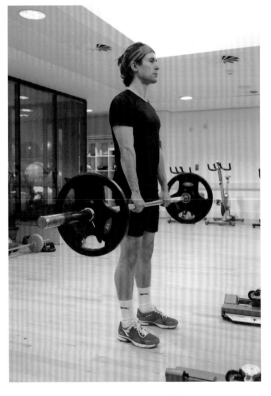

照片 58　罗马尼亚硬拉：起始位

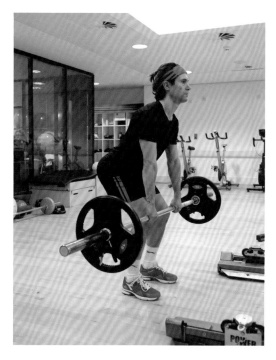

照片 59　罗马尼亚硬拉：终末位

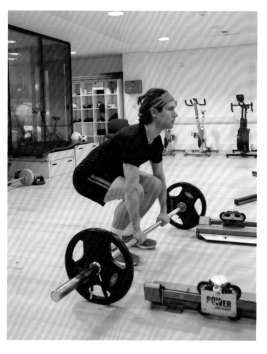

照片 60　全幅度硬拉：起始位

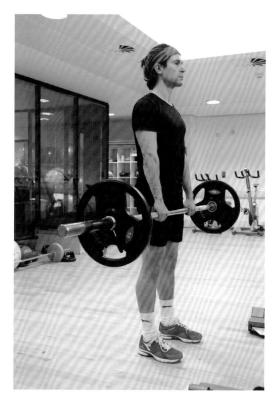

照片 61　全幅度硬拉：终末位

旨在发展特定部位的训练方案中采用，如提踵训练（照片 62、63）。

　　此外，可通过负荷强度、重复次数、组数、组间间歇时间、运动频率和速度的调整来调整计划，通过对训练要素的调整帮助实现特定的训练目标。如增加 1 个超级组、缩短组间间歇时间可以加快训练节奏。可以针对 1 组不相关的肌肉或 1 组拮抗肌，或者针对同一肌群进行不同的训练，来达到更大的负荷。

　　为适应舞蹈表演季而制订阶段性的训练方案也很重要。其主要目的是在非表演季获得力量和爆发力的提升，并在表演季期间通过较低负荷的训练和较高的神经肌肉强化来维持之前所获得的训练效果。

　　在提升力量的运动方案中，练习者通

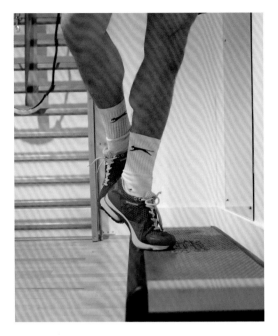

照片 62　外旋位下的单侧提踵：起始位

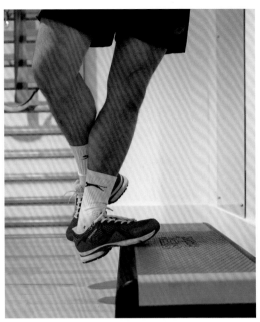

照片 63　外旋位下的单侧提踵：终末位

常需要完成 2~6 组、每组重复 3~6 次的训练，负荷大小控制在 80%~100%1RM。在训练过程中，为促进良好的恢复，组与组之间的充分休息很重要，如有需要可间歇 2 分钟。舞台上的表现往往是评价舞者的标准，完美的肌肉线条可能是他们的目标之一。增肌训练通常是 3~4 组、每组重复 10 次，负荷大小约为 80%1RM。提升肌耐力的训练中，运动持续时间将有所增加，可以为 3~4 组、每次重复 15~25 次，间歇时间相对缩短至 30 秒左右，负荷大小则降到 25%~75%1RM。爆发力训练的关键是注意动作速度，可安排 3~5 组，每组重复 3~8 次、负荷约为 80%1RM。

未经训练或不熟悉力量测试流程的舞者在测试 1RM 时损伤的风险会增加。美国国家体能协会提供了一版实用型指南，

以多次重复较低的负荷来测试 1RM。如果舞者能够完成重复 15 次的重量，这个重量将相当于 1RM 的 65%。以此类推，重复 12 次的重量相当于 1RM 的 67%，重复 6 次的重量相当于 1RM 的 85%。

为了确保舞者在进行力量训练时的安全性，在进行更大负荷的训练之前，最好先进行自重训练或者改良的自重训练。在某种情况下，功能的需要可能会超过身体可提供的力量。当身体重量超过身体负荷时可借助悬吊系统进行力量训练，如在准备《胡桃夹子》中的特列帕克舞时可以选择悬吊下单腿深蹲训练（照片 64、65）。

考虑到托举动作的需要，进行哑铃上举（照片 66）或哑铃推举（照片 67、68）训练很重要。

为了使推举动作更具功能性，可以

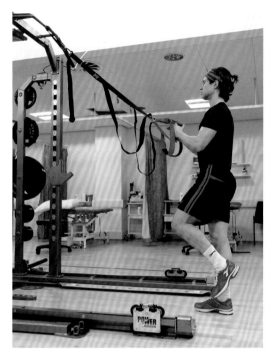

照片 64　结合悬吊的单腿深蹲：起始位

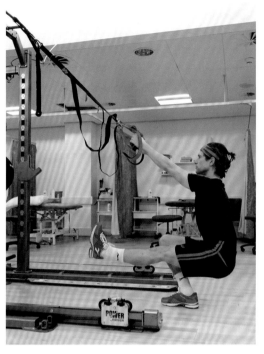

照片 65　结合悬吊的单腿深蹲：终末位

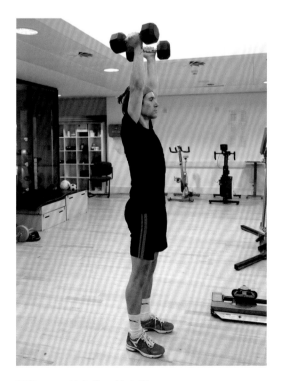

照片 66　站立位哑铃上举

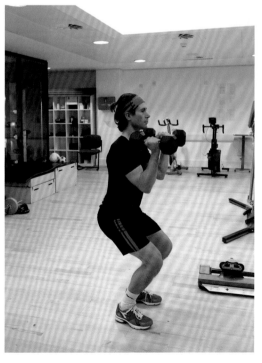

照片 67　站立位哑铃推举：起始位

使用水球模拟配合舞伴的动作。在托举动作中，舞伴往往也需要完成动作。可以根据情况用适量的水填充瑞士球来制作水球（照片 69、70）。

爆发力

跳跃的爆发力训练可以从复合动作的力量训练开始，如深蹲和罗马尼亚硬拉。随后可以进阶到悬垂高翻（照片 71~73）、蹲跳（照片 74、75）或箭步蹲跳（照片

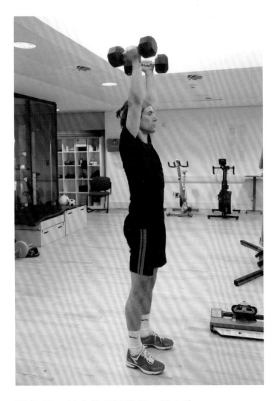

照片 68　站立位哑铃推举：终末位

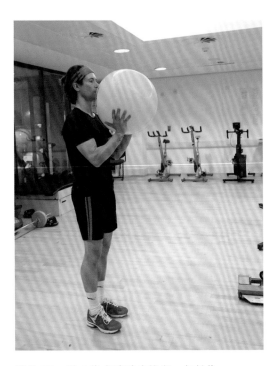

照片 69　站立位水球跨步推举：起始位

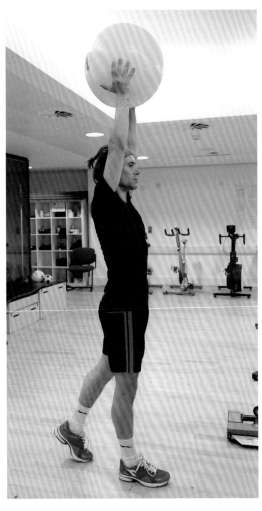

照片 70　站立位水球跨步推举：终末位

76、77）。

在提升爆发力的训练中，针对下肢弹跳能力的爆发力训练，如直腿弹跳，是非常有效的。它可以通过较低的负荷单独训练下肢爆发力并为更大强度的跳跃训练做铺垫（照片78、79）。

当进行更具功能性的跳跃训练时，跳箱（照片80、81）可以发展舞者起跳的高爆发力，无须依靠跳跃落地的技术和离心能力，也就是说，落地方式和离心肌力是整个过程的前提。它们应该被单独训练，从而更集中地发展跳跃的关键要素。训练可以从简单的单脚跳、单脚保持进阶到跳箱着陆（照片82、83）。

如果条件允许的话，在水中做跳跃训练是发展爆发力和耐力的极佳手段。

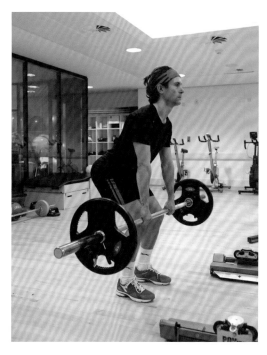

照片 71 悬垂高翻：起始位

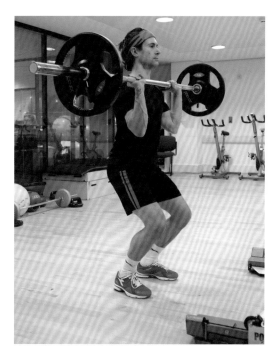

照片 72 悬垂高翻：过程位

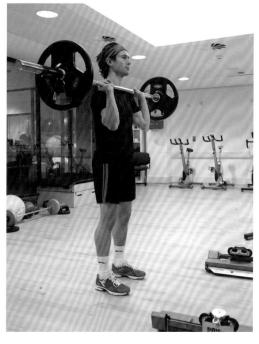

照片 73 悬垂高翻：终末位

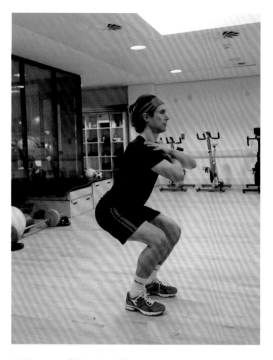

照片 74 蹲跳：起始位

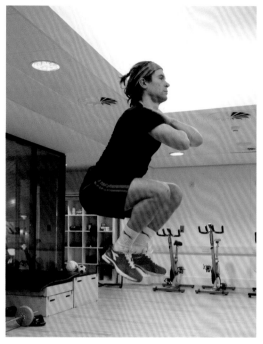

照片 75 蹲跳：终末位

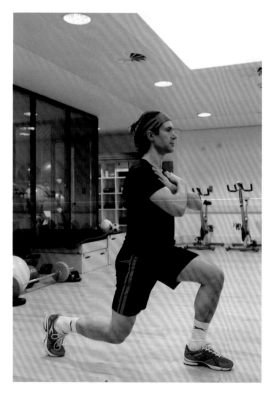

照片 76 箭步蹲跳：起始位

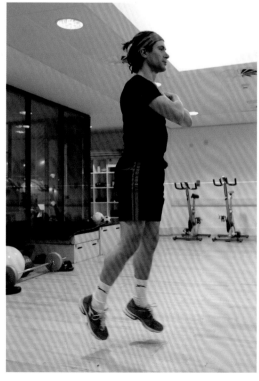

照片 77 箭步蹲跳：过程位

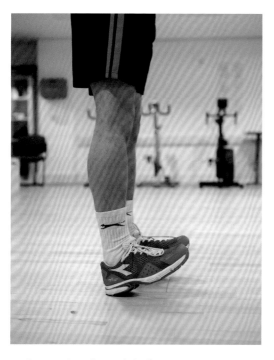

照片 78 直腿弹跳：起始位

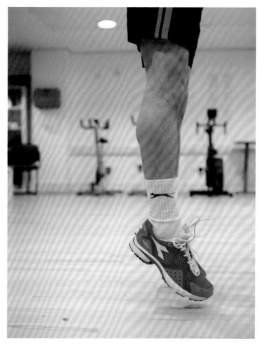

照片 79 直腿弹跳：终末位

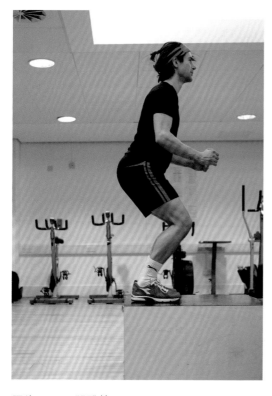

照片 80 双腿跳箱

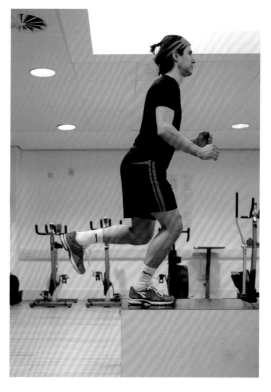

照片 81 单腿跳箱

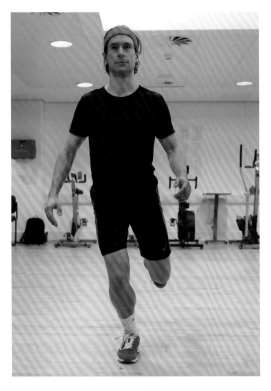

照片 82 单脚跳、单脚保持

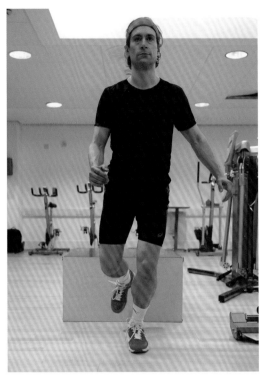

照片 83 跳箱着陆

肌耐力和体适能

在静息状态下，一个成年人平均每分钟呼吸 10~15 次，每次呼吸会进行约 0.5L 的气体交换。以上数据会根据体重（和代谢率）变化而发生变化，因为体型较大的人需要更多的供氧。运动状态下，每次呼吸的气体交换会从 0.5L 上升到 3~4L，优秀的耐力型运动员的气体交换量会更高，有时甚至超过 5L。人体能摄入和使用的最大氧气量称为最大摄氧量（VO_{2max}）。研究人员发现，舞者的这一指标普遍低于耐力型运动员。此外，为了将额外摄入的氧气输送到目标肌群，需要增加心排血量。对舞者身体素质的研究表明，在较长时间、较低强度的舞蹈表演期间会穿插高难度、高

强度的动作，因此舞者首先需要良好的耐力以支持其完成较低强度的长时间舞蹈（大型芭蕾舞剧平均时长为 2 小时，一天的排练时长为 6 小时），同时在独舞或编舞及舞室训练的特定时期完成高难度的舞蹈动作。如果超过舞者乳酸阈值，高强度训练将会对平衡能力等方面造成影响。出于对生理需求的考虑，在训练中建立良好的有氧能力和高乳酸阈 / 无氧能力是合理的。

在短时间（少于 30 秒）的高强度运动和间歇时间大于 2 分钟的运动中，呼吸往往短促快速，主要供能系统是 ATP-PC（磷酸原系统），因此在测试时舞者不会表现出更高的 VO_{2max}，因为独舞段落和舞室训练的高难度技巧持续时间往往小于 30 秒，在高难度动作之间的间歇时间较长。但是如果运动

强度足够大，持续时间足够长，如有氧训练或肌肉耐力训练，可能会出现运动后过量氧耗（excess post-exercise oxygen consumption, EPOC）的情况：运动结束后恢复期的摄氧量高于安静状态下的现象。降低这种现象的影响在舞蹈中是很重要的，因为舞者通常被要求在高强度的表演后，仍以从容的状态继续在舞台上演出。提高舞者有氧和无氧能力的训练方案主要运用间歇训练，这种训练已被证实能显著提高舞者的有氧能力。

考虑到舞者通常在高冲击状态下反复排练，进行非冲击性训练可以为舞者过度使用的关节提供一个缓冲的机会。可以采用水中训练的方式，如水中慢跑等形式。使用划船测功仪能极好地锻炼到有氧和无氧能力，同时提高腿部和背部肌力，对腰椎骨密度也具有积极影响。功率自行车训练是另一种可以同时训练有氧和无氧能力的方法，同时对髋关节和下肢提供积极的刺激。随着技术的进步，诸如 Watt Bike 这样的设备可为舞者提供针对性的训练，并分析每侧下肢的功率输出，以监控双侧发力不对称的情况。

自行车训练可以作为舞者体适能训练的一部分，标准自行车有多种可调节变量，可根据所需的结果（如功率和空气动力学）进行调节。为了补充体适能，采用适合的标准是一个很好的起点。

- 确定座椅高度：骑行者坐在座位上，足跟踩在踏板上，当脚踏板在 6 点钟位置时确保腿可以伸直。如果是脚掌踩在踏板上，膝关节应有 20° 的屈曲。
- 座椅的前后位置：当踏板处于 3 点钟的位置时，可在膝关节正前方放置一根铅垂线，铅垂线应平分踏板水平轴线。
- 车把的高度：舞者上肢置于车把上时肘部应该有小而舒适的屈曲。

自行车训练可以提高整体的体适能水平，可促进有氧和无氧能力的提升，同时还能发展肌力和肌肉耐力。长时间的训练可以用来发展肌耐力，高强度的训练可以发展肌肉爆发力。"功率模块"的运用，通常是高心率（90~110 次 / 分）下高强度完成 5 分钟骑行，然后在心率 70~80 次 / 分下恢复 5 分钟，低功率输出训练可用来提升肌耐力，以耐受经常在现代编舞中出现的高强度跳跃。一次自行车训练甚至可以反映独舞的性质，自行车训练中的高强度部分的时间与编排中高强度部分所花费的实际时间一致，通常为 30 秒到 2 分钟。

负荷状态下的有氧运动被证实对体适能和代谢率都有积极的影响。

"功能性训练"的概念已经成为健身界的热词，其被定义为"与事物的工作方式相关"。舞蹈的功能性训练的目的是改善舞者的动作模式。通常功能性训练在改善平衡、稳定、协调方面非常有效，但如果需要增加力量，针对性的力量训练是更好的训练方法。关于功能性训练的一个问题是训练效果能否转化为与技能相关的功能能力。如果训练的目的包括所需技能或动作的各个方面，就应加强训练的可转化性。例如，在排练《胡桃夹子》中的特列帕克舞时结合悬吊系统进行单腿深蹲练习（见照片 64、65）。高强度间歇训练可以作为舞蹈中跳跃和托举的补充训练，同时也有助于整体体适能的提升。

恢复

训练是建立身体适应能力的过程，以应对各种活动需求。通常，良好的训练和劳损的界线在于有效的恢复。恢复就像训练一样，是一个需要考虑多因素的环节。现在的研究往往集中于调查一种恢复策略的效果，但支持单一模式恢复策略的证据并不充分，如压力衣或冷水浴。由于缺乏敏感性的生化标记物（通常使用肌酸激酶，与肌肉力竭有关）作为运动衍生物来客观和独立地评价患者报告的反应，如延迟性肌肉酸痛，这让研究情况更加复杂，使结果更易受到主观影响。因此，对实施部分恢复策略的信心可能会减弱。与损伤一样，考虑到生理学的多因素特性，单一模式恢复策略将不会产生统计学上的足够显著的变化。然而，随着对研究局限性的认识和对运动中生理系统的理解，有可能发展出一种多模式的恢复方法。可根据个人与下一次排练或表演之前的可用时间等进一步做个性化调整。

供能系统

简言之，肌肉组织的能量来源是三磷酸腺苷（adenosine triphosphate，ATP），它在释放能量时分解为二磷酸腺苷（adenosine diphosphate ADP）和一个磷酸盐。当训练强度足够高且超过肌肉供能对 ADP 的恢复时，就会发生乳酸堆积。当机体不能再将 ADP 转化为 ATP 来满足能源需求时，就达到了"乳酸阈"，此时乳酸呈指数增长。虽然乳酸对训练中出现的各种生理变化（包括促进力量发展的生长激素的释放）来说是一个重要的刺激因素，但从训练中很好地恢复以减少损伤风险也很重要。

恢复策略

对基本供能系统的了解有助于合理规划恢复策略。ATP 的再转化需要能量和氧气（在循环肌酸存在下），这是最简单的模式。恢复策略可以着眼于功能障碍，并找到解决身体疲劳和支持身体恢复的方法。这要从一个有效的热身开始。由于氧气对 ATP 的再转化至关重要，含氧血液将氧输送到目标肌肉是一个重要的步骤。热身需要结合两个因素，一是强度应允许有效氧合，一般来说如果舞者或运动员在热身过程中能进行语言交流，说明他们此时的训练状态就可以有效地供氧；如果进行心率监测，舞者可以选择最大心率的 60% 的强度。二是热身要向需恢复的肌肉输送氧气，即训练过程中激活了的肌群。例如，在进行高强度的跳跃动作后，使用功率自行车可以较安全地将氧输送到腿部，而不会因关节过度负荷增加损伤的风险。

ADP 转化为 ATP 需要氧气，同时也需要能量。供能系统可以用快速分解的碳水化合物（简单短链碳水化合物）来补充，比如干果。进食碳水化合物饮料或水果零食是能量来源的有效方式，可支持肌肉能量系统的恢复。当然多摄入长链复合碳水化合物（如全麦制品或米饭）和蛋白质（鱼、瘦鸡肉等）也很重要，可以补充能量储存，促进"肌肉修复"。最佳的摄入时间通常是训练后一个小时内。

长期以来，冰水浴和冷热水交替浴的使用一直是恢复的主要手段。然而，随着循证实践的深入，一些大型机构已经减少了对该方式的依赖。从理论上讲，冰水浴和冷热水交替浴的恢复效果是通过血管的波动反应，即身体对体表温度的变化做出的反应，增加循环末梢的血供（携带氧气到相应区域）。对其影响机制原理的进一步推测是，与冰水浴中静水压力的压缩效应有关。近期的研究表明，使用冰水浴可能会对长期的力量增长产生不利影响，不过仍需要更细化的研究来进一步探究其影响机制。在缺乏更有力证据的情况下，适当参考运动员或舞者的反馈是很有必要的。需判断他们对使用冰水浴的反应，如果他们对该方法存在疑虑，那可以避免使用这种方法而另择他法。

根据淋巴回流原理，压力仪和压力衣已经流行数十年。该方法的支持性科学依据是有限的，但一些运动员确实报告了延迟性肌肉酸痛的改善。尽管没有足够的科学依据支持生理变化，但心理作用产生的效果也不应被低估，同样，压力治疗也不应该在恢复期被忽略。如果运动员或舞者自觉穿着压力衣恢复效果良好，那么使用压力衣可算是一个不错的选择。

某些项目，如自行车，相较于其他运动，运动员更多地选择按摩作为恢复方法。同样，这种方法也缺少理论依据，支持者将疗效归功于增加特定区域的血供，按摩时进行淋巴引流，甚至是抚触带来的心理影响。进一步说，通过拉伸或肌筋膜松解来恢复肌肉的长度似乎有合理之处。一位支持循证医学的著名矫形外科医师也倡导，每晚睡前做伸展运动以避免睡眠时肌肉和关节受到过度压力。对于舞者而言，肌肉的延展性是他们职业需求的重要组成部分，在一天的表演或训练后使过紧的肌肉得到充分的放松是十分合理的。

结合生理学原理和多元模式，在高强度的跳跃舞蹈之后，一个合理的恢复期方案可以有如下内容。

1. 合理的营养摄入：水、优质食物补给（小份坚果）和运动型饮料。
2. 10~15 分钟动感单车（转速 80~90rpm，60% 最大心率）。
3. 使用泡沫轴或按摩滚轴放松腿部、臀部、背部肌群，或进行自我肌筋膜松解。
4. 冰水浴（酌情选择）。
5. 压力衣或压力袜。
6. 正餐摄入：包括复合型碳水化合物和蛋白质。

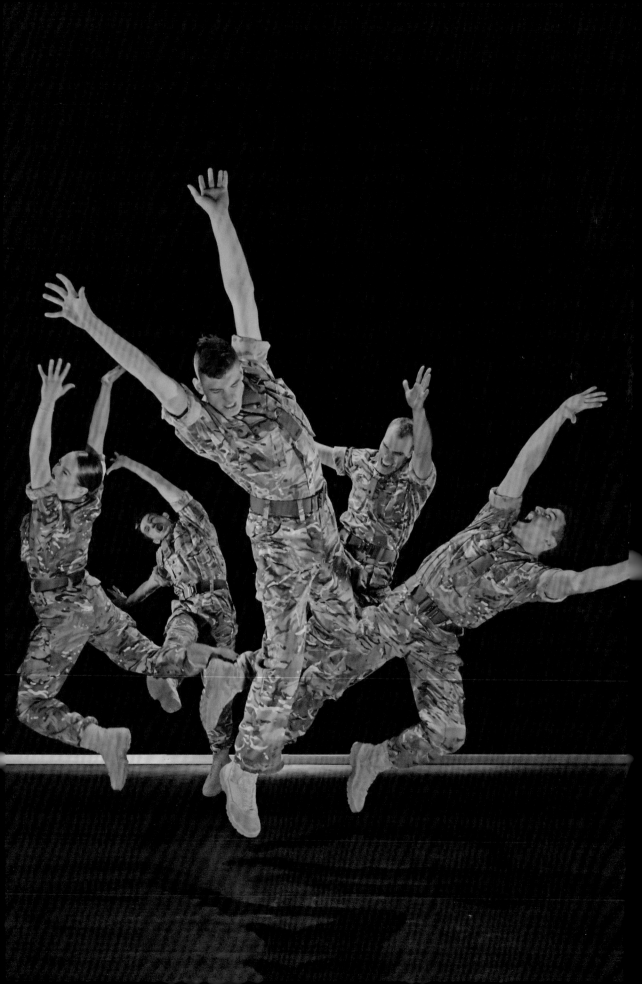

第五章

损伤的预防、管理和康复

本章主要参照损伤病因学模型介绍损伤预防的概念，考察针对内部和外部风险的策略应用和证据。本章将讨论损伤管理，并强调伤后发展为功能性障碍的风险；强调包括急性损伤管理在内的潜在干预策略，以及可规划长期损伤康复方案的康复模式。

损伤预防的概念

病因学模型表明，损伤源于多重因素，内部风险因素可使舞者容易损伤，通过外部因素创造了使舞者受伤的机会，再通过刺激事件成为触发点（或引爆点）形成损伤。因此，损伤预防策略也需是多方面的，这可以通过参考病因学模型中的可变因素来实现，从舞者自身易受损伤的因素（内部因素），到外部因素再到刺激事件。

内部风险因素的预防策略

内部风险因素的预防策略包括身体准备的各方面，如力量、体适能、柔韧性。损伤代表着肌肉、肌腱或骨骼的衰退，损伤的发生是一个连续的过程，在达到最终的损伤状态之前涉及几个阶段。首先是弹性变化，通常是组织变形后的较短时间内，当应激源被移除后组织又恢复到原来的状态。当组织因应力适应产生变化时，塑性变形就发生了。从条件与预防的角度来看，这是一个理想的状态，在这一应力区间可以产生积极的适应性变化，以建立组织抗拉伸负荷的弹性。外界应力导致组织连续性破坏时，终点是组织衰退。

各种组织的衰退点可以在试验环境中使用压力测试来确定。虽然这有利于检查每个组织的弹性，但身体中各组织所受压力的本质是机体内更为复杂的系统。损伤的预防策略需要考虑各种压力源，以及通过生物力线适当的调整可以吸收和控制应力的点。

此外，损伤的预防可以通过优化应力传递链和力的产生来进行。典型的运动表现模型参考了力量、爆发力、柔韧等各项生理因素的运用。而舞蹈由于更依赖于神经肌肉训练的基础，这在舞者提高动作效率中起着关键作用。

在预防和治疗损伤的策略中使用运动方案已经在学术研究中获得有效证据和一

定进展。从高强度或高负荷的力量训练到低强度的本体感觉训练，运动方案的基本模式可以有很大的不同。如今，人们越来越关注核心肌群稳定性及其在损伤预防中的作用，核心稳定性被定义为"腰椎－骨盆－髋复合体防止自身变形和在被扰动后恢复平衡的能力，虽然静态因素（骨和软组织）在一定程度上起稳定作用，但核心稳定性主要由肌肉元素等动态功能维持，且躯干肌群活动和下肢运动之间存在明显的关系"。这一定义描述了核心稳定性的工作机制，以及它在运动过程中对身体关键环节所提供的支持性作用。莫特拉姆（Mottram）和科默福德（Comerford）将"核心稳定性"的概念扩展到更全面的"运动控制稳定性"，定义为"中枢神经系统对局部和整体肌肉系统的有效整合和低阈值募集的调节"。其中一部分可能来自神经肌肉控制，这部分被定义为"对动态关节稳定性的传入信号的无意识传出反应"。核心稳定性对运动控制稳定性和神经肌肉控制的描述，包括除腰椎－骨盆以外为运动表现提供稳定性的身体区域。

即使两种定义有时可以互换使用，但运动控制稳定性、神经肌肉控制和核心稳定性的实践应用已有相关研究，并被指出在预防损伤和提高表现方面有效。莫特拉姆和科默福德阐述了运动控制稳定性和力量训练之间的区别，并指出力量训练与对称肢体负荷和不对称躯干负荷的"高负荷"或"高速训练"有关。尽管有证据表明这两种方式都有益，在低负荷下，刺激从肌梭输入，影响中枢神经系统支配紧张性肌肉输出，运动控制稳定性可以达到局部或整体的稳定性。这可以提供更安全和可能更快的保护，防止受伤。通过使用更高阻力负荷降低损伤的风险，或需要时间适应传统力量训练的肌肥大变化。此外，有证据表明，虽然传统的力量训练中使用的高强度训练似乎不能纠正运动控制功能障碍，但可以通过采用低强度训练来纠正，如运动控制稳定性训练。

神经肌肉训练被认为是一种多维度的干预方式，包括平衡、核心稳定性、力量、超等长训练、灵敏和体育专项训练的组合，可作为关节损伤后恢复神经肌肉控制的康复方案内容，也可以作为术前康复方案的内容。在关节损伤后开始进行神经肌肉训练可以恢复功能、防止退行性变。各项系统综述，包括 Cochrane 数据库的系统综述，显示神经肌肉训练在运动表现提升、运动损伤预防、腰椎损伤、下肢如前交叉韧带（尤其是女运动员）损伤以及踝关节不稳、踝关节扭伤的预防方面有良好效果。

部分证据存在样本量小、研究方法有缺陷、使用措施不够理想、人口群体的异质性和不一致性等的局限。此外，以上研究的研究对象并非舞者。尽管存在这些限制，一个不需要设备的训练计划对于正在全国或国际巡演中的舞蹈团十分实用。此外，一个能有效减少非接触损伤和过度使用损伤（这两种损伤类型在舞蹈中尤为突出）的训练计划，为将其纳入损伤预防策略提供了有力的证据。

在舞蹈中实施有效的损伤预防方案是具有挑战性的。在一些职业舞团，每年的表演季前的排练只会持续 2 周，在此期间，舞者们除了要上一个半小时的文化课以外，还需参加每天 6 小时的严格排练。传统力量训练由于没有足够的训练时间无法获得充分的力量增益。在此期间加入传统力量训练中的高负荷训练也可能会增加继发损伤的风险。对于许多舞者来说，为了满足符合传统古典芭蕾的审美要求，额外的挑战是如何在不形成大量健硕肌肉的情况下为本季的演出要求做准备（已注意到长期力量训练会改变肌肉围度）。

在表演季期间从事损伤预防工作也有类似的考验，如舞者在补充训练上的时间限制。一般来讲，与舞蹈相关的活动的训练时间远高于其他运动项目。因此，结合低强度训练（提升局部和整体稳定肌的稳定性）和安全水平训练（常见于神经肌肉训练中）的干预方法更适宜。

外部风险因素的预防策略

外部风险因素通常被认为是不易被改变的，虽然改变外部因素可能更具有挑战性，但它们对损伤的潜在影响有充分证据，所以需要重点关注。与许多体育运动不同的是，在病因学模式上，舞蹈的队友和对手角色的相关性较小。但是碰撞确实会发生，确保舞者在表演前准备充分可减少损

伤风险，降低损伤的策略也应针对那些有舞伴的舞者制定。与舞伴配合的过程是对双方舞者的技术、控制、力量的重要考量。

服装、鞋具、道具也可能增加损伤风险。舞蹈服装的主要目的是加强剧情的感染力，而不像体育项目是为了提高运动表现。对研究人员而言，探索和讨论舞蹈服饰带来的潜在损伤风险很重要，如让需要穿厚重外套演出的演员穿加重背心训练是预防损伤的重要组成部分，同时也能确保着装能满足舞蹈编排所要求的动作，包括托举、跳跃等。

鞋具是另一项考验。当然，舞者需要发展合适的力量和控制来完成足尖舞蹈，如果足尖鞋的尺寸不合适，损伤风险将会显著增加。足尖鞋头空间不足会增加莫顿神经瘤的风险，且不能充分支持中足，这将增加胫骨后肌和舟骨的负荷。

道具，如剑和其他的武器，常出现在舞蹈表演中。在使用时确保有充分的准备和熟练的技术是预防损伤的必要条件。

舞蹈表演的地面也各有差异，地面性质带来的挑战涉及两个关键方面：基本结构以及覆盖面积。在基本结构方面，英国的一些剧场是斜面舞台，这种舞台向观众倾斜 4° 左右，观众能更好地观看演出，但同时也改变了舞者的生物力学条件。在此情况下，预防策略就要包括在斜面上做准备工作，来确保舞者感受并熟悉他们将要经历的力量变化。

地面结构的另一个问题是地板能量返回和减震的性能。舞蹈地板的理想的减震效

果是 60%，但舞者经常在不能提供理想环境的礼堂或非专业的舞蹈室排练。大型舞团的舞者可能会有符合条件的定制排练厅，但当他们在多功能剧院表演时考验就出现了，多功能剧院是为了容纳不同演出和巨大布景而建的。此外，表演场地的结构不同可能会导致地板性能的不同。在某块区域可能有良好的减震性能，而在其他区域，特别是在基础施工梁交叉的地方，减震性能可能会下降，地板表面的这种不一致性容易导致损伤。虽然这可能在许多医疗从业者的工作范畴以外，但可以建议舞团对地板做出调整，以与专业舞蹈工作室保持一致，并保持表演所需的理想的减震属性。

另外还需要考虑覆盖在地板上的物质，这通常是一种油毡制品，与排练室的地面不同。此时损伤预防策略可能包括"功能性本体感觉"训练。

刺激事件的预防策略

减少刺激事件风险的策略包括内部因素和外部因素，其中内部因素涉及在跳跃和落地的过程中改善关节运动学特征。在跳跃动作中，舞者通常比许多运动员表现出更高的技能水平，额外的跳跃训练，特别是落地训练可以减少损伤。跳箱训练是理想的方法，它可以使跳跃的两个主要过程——起跳与落地被独立出来。通过"起跳"训练着重发展跳跃所需的爆发力，可以增加跳箱高度来增加训练难度，激发参与者的弹跳能力，不对着陆动作做过高要求。在"着陆"训练中，重点关注着陆机制，从较低的跳箱开始训练，逐渐过渡到与"起跳"训练接近的高度。通常，这些训练可以从双腿起跳双腿着地，到单腿起跳双腿着地，最后进阶到单腿起跳单腿着地。

经过一系列的起落分段训练和完整的弹跳训练，弹跳能力得到提升后，就需要将跳跃与舞蹈动作进行技术整合。训练中，需要舞者对可能与跳跃相关的损伤风险进行评估和指导，如舞蹈演员在跳跃着陆时足跟不着地。在损伤模型的"刺激事件"中，技能传递是影响损伤风险的关键参数。由于大多数舞者所展示的高难度技巧，技术人员或舞蹈人员有必要提出修改意见以减少损伤风险。

刺激事件风险也与训练和表演日程有关。对许多舞者而言，几乎没什么能影响演出量和时间安排。舞者由于表演季将至而加大训练强度时，训练负荷评估可用于评估损伤是否与长期训练负荷不足有关。通过记录长期训练量，包含暴露（舞蹈训练和非舞蹈训练）和强度的指数，研究人员可以调整长期训练强度以降低损伤风险。

舞者的损伤管理

进行舞者的损伤管理时，明确的医学诊断和损伤溯源十分重要。局部疼痛甚至结构破坏并不能反映整体情况，因此有必要进行整体生物力学评估以识别潜在损伤原因。如图 2 所示，许多因素都可影响

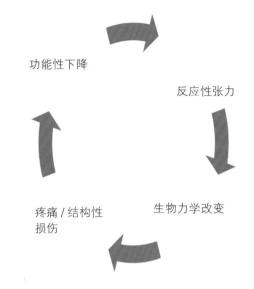

功能性下降

反应性张力

疼痛/结构性损伤

生物力学改变

图 2　功能障碍的生物力学循环

功能障碍的生物力学机制，这可能导致在准确诊断损伤时出现"因果"关系的混淆。因此，采用纵向评估和反应性评估很重要。这需要对运动系统进行反复评估，以确保在损伤从急性期到结束的各个阶段中，对因果关系中的所有促成因素进行监督。

如果损伤是结构性原因，则应进一步评估症状的起源是化学因素（炎症）还是机械因素（通过负荷产生的组织应力），或两者兼而有之，这有助于损伤管理和康复设计。在创伤性损伤中可能存在一种预期的化学因素，由刺激事件后的组织创伤所致。在过度使用损伤中，化学性和机械性因素共同作用下的生物力学负荷对症状发展的影响是最大的。舞者的过度使用损伤又十分常见。这需要医师在临床诊断中进行彻底的生物力学评估以确定病因。

急性损伤管理

对急性损伤的管理，从 RICE［制动（rest）、冰敷（ice）、加压（compression）、抬高（elevation）］进化到 POLICE［保护（protect）、最佳负荷（optimal loading）、冰敷、加压、抬高］代表着人们更加深入地理解最佳负荷相较于制动休息有更积极的作用。作为干预措施，最佳负荷需要与保护相互平衡，保护是急性损伤管理的关键部分，可能涉及如急性踝关节扭伤后的 24 小时内使用充气助行靴。除了保护受损结构外，支持那些由于损伤部位结构完整性降低而处于危险中的结构也很重要。此外，创造最佳的愈合环境也至关重要。与以往训练方案相比，考虑到康复早期训练量减少，需要与长期的训练负荷影响相平衡。一段时间的固定可能会对慢性训练负荷产生负面影响。该阶段可以通过对损伤的结构提供适当的支持以加速恢复训练的进程，从而对后续训练的质量产生积极影响。包括最佳负荷在内的急性损伤管理的内容可以缓解舞者因训练时间损失所致的恐惧心理。

加压可以由多种方法实现，例如，简易的弹性绷带、专业的加压设备（可调节压力大小和额外增加冰敷）。加压和抬高患肢一样，都能促进淋巴循环，特别是在活动受限时期作用尤为显著。

慢性损伤管理

与急性损伤管理一样，慢性损伤管理

也取决于损伤的表现。当涉及症状甚至组织损伤时，功能障碍的生物力学循环和组织损伤机制将产生混淆，即何为原因，何为结果。慢性损伤管理也需要考虑停训对整体运动表现的影响。力量或爆发力减弱的舞者的损伤部位可能在承受负荷时报告与损伤时非常相似的症状，但无法控制负荷是疼痛的原因，而非病理性原因。

舞者的康复

任何运动员的康复都是多因素共同作用的过程，包括损伤的性质、严重程度、诱发因素、发生在赛季和职业生涯中的时间以及之前的伤病情况等。将舞蹈的特殊性与传统病因学模型相结合，可以制定舞者专属康复策略，这将包括此前讨论过的诸多挑战，如内部因素（过度灵活、身体结构等），外部因素（特殊的舞台地面、服饰、鞋具）以及刺激事件（编舞、舞蹈或剧目的类型或风格）。除了以上因素，加上详细的病史和临床检查，医务人员可以给出较准确的损伤诊断和可能的致病因素，并给出个性化的康复方案，同时减少损伤的复发。

构建包含康复时间表的损伤管理方案需要考虑生物时间表（换言之，受损组织的愈合时间）和生理时间表，其中达到功能所需的生理要求（以及达成必要条件所需的时间）包含在整个方案的时间表中。

不同阶段的进阶标准是康复过程中的重要组成部分。为患者设定明确的康复目标，制订适当的停止标准或达成标准，确保患者在正确的时间进阶进行下一级水平的负荷和康复，进而减少因康复不及时造成病情恶化或继发损伤的风险。

一份清晰且灵活的计划文件是一种重要的工具。应用每周计划表绘制生理及功能进展计划中的各个阶段。初期阶段（根据 POLICE 原则）始于保护期或最佳负荷期，这一阶段为康复计划最初的 2 周，术后需同时保护伤口部位和手术修复部位等。这是一个需要密切监督的临床康复期，尤其是手术患者。

随后进入负荷累积期，这一阶段将会逐步开始并增加负荷，舞者将进行适当的训练。该阶段康复的关键是促进正常的运动模式，包括合理的关节活动度和复合性更强的动作。此外，还要通过功能性负荷促进组织纤维的愈合。该阶段将持续几周，持续时间取决于具体的康复进程。

接下来进入舞蹈专项力量和动作训练期，这是"从康复训练到专项训练"的阶段，结合了动作能力的进阶、力量和爆发力的发展、力量、爆发力和耐力的进一步加强。发展跳跃能力是发展爆发力的组成部分。由于此阶段的重点是提升各项生理指标，因此预留足够的康复时间至关重要，通常该阶段持续 6 周左右。

最后是功能整合期，即"从训练到表演"阶段，其特点是侧重于舞蹈专项的康复，包括以技术指导和课堂参与的形式回归以工作室为基础的舞蹈工作，如能提高舞蹈专项力量与动作质量的把杆训练等。这一阶段将强化跳跃和足尖动作，以及通过训练课程不断调整技术弱点。

根据损伤的阶段，可以通过评估当时功能的限制因素来确定适当的负荷水平。换句话说，是什么限制了患者的正常活动？如果是急性损伤，决定损伤程度的可能是疼痛或结构受损；在劳损或慢性损伤中，可能是由于缺乏适当的训练而导致潜在的力量不足或功能受限。

混合干预模型

混合干预模型是一种理论模型，旨在让临床医师规划他们希望在损伤和康复过程中采用的策略。

对舞者干预的规划必须考虑 3 个主要因素。第一是功能结果。这意味着，尽管不总是对舞蹈本身进行干预，但确实需要减少与舞蹈活动相关的损伤。第二，干预必须是可实现的，应在限制时间内完成对舞者的损伤的干预。这要考虑到表演季前和表演季内的日程安排，在这些安排中分配额外训练的时间是非常有限的。第三，干预需要尊重舞蹈的审美要求，在这种情况下，由于力量训练导致身形壮硕的变化可能被认为是不可接受的。

以神经肌肉训练为基础的干预方案将使舞者达到所需的功能结果。一些系统综述已经表明了神经肌肉训练在提高运动表现和预防损伤方面的益处。研究表明，舞者的力量和体适能水平与其他项目优秀运动员相比较弱。但是从舞者的表演输出来看，他们在表演过程中又能完成长时间的高难度动作。尽管一些传统的、基于力量和体能的舞蹈测试的有效性可能会被质疑，但在缺乏更高水平的力量或体能的情况下，舞蹈的表现输出是依靠非常高的技能水平。这种非常高的技能水平使舞蹈动作能高效地完成，从而减少对更高水平的力量或体适能的需求。

神经肌肉训练方法的一个主要组成部分是激活目标肌肉。这是为了稳定关节，减少其他肌群的代偿和过度激活。为稳定关节而造成的过度激活或激活错误的肌群，会降低动作完成效率。由于舞者本身就具备更高的动作完成效率，因此在自身条件基础上实施补充训练的方案似乎是实现所需结果的最佳机会。支撑高水平技能的正确的运动控制能力被认为对舞者康复至关重要。因此，使用低阈值训练的干预方案，如纠正运动控制功能障碍的运动控制稳定性或神经肌肉控制训练，已被证实能实现通过减少舞蹈相关损伤而改善功能性结果这个首要目标。

运动控制稳定性或神经肌肉控制的一个组成部分来自传入神经的作用。曼德尔鲍姆（Mandelbaum）等人指出，传入信号有两种不同的作用：前馈机制和反馈机制。前馈机制中肌肉的预先激活是结果，而不是通过向关节输入力而产生的较慢的、更具反射性的反馈机制。神经肌肉控制的前馈机制是损伤预防策略的关键部分。神经肌肉前馈控制的预备方面似乎可以在较短的时间内实现损伤适应性改变，而不是基于力量训练的干预方法产生的肌肉前馈适应性改变。这还可以避免不必要的肌肉肥大变化，从而减少对舞蹈审美造成的不利影响。运动控制稳定性或神经肌肉控制方法的干预策略实现了正确的运动模式的时序。在进行任何高强度干预之前建立局部和整体的稳定不仅能让训练的进展更高效，还创建了一个合适的"平台"，作为功能性和高强度运动的基础，同时也降低了在没有建立稳定的情况下施加高强度身体负荷时可能发生继发损伤的风险。

混合干预模型是基于神经肌肉训练的原则，通过观察优秀运动员和优秀舞者的运动表现的关键运动模式特点发展而来的干预方法，重点在于要确保同样的模式可以应用于受伤舞者和可能存在损伤风险舞者的体能训练方案设计中。该模型结合了在精英舞者身上观察到的运动技巧和运动效率，以及精英运动员的力量和体适能水平。"混合式"的目标是将运动效率与力量训练结合在一起。

每一种训练方案在应用混合干预模型时要考虑 3 个因素（图 3）。

1. 损伤或缺陷（通过研究或筛选确定）。
2. 造成损伤或缺陷的原因。
3. 实施计划的最终目标或结果。

在制订干预方案时需要考虑以上 3 个因素，但该模型还需确定这 3 个因素中哪一个是当前损伤或障碍阶段的主要"限制因素"（如急性、亚急性、慢性或者早期、中期、晚期）。这会影响构成每个康复阶段的 3 个因素的相对比例，即神经肌肉易化、薄弱环节针对性强化和功能整合。在损伤或识别障碍的早期阶段，关键的限制因素可能是损伤或障碍本身，该阶段中损伤原因和最终目标的权重较小。由此产生的方案将着重促进神经肌肉功能，而对薄弱环节强化和功能整合所占比例较少。

发展正确的神经肌肉控制和运动效率模式需要对受伤或障碍区域施加一个安全负荷，而无损伤风险和动作或肌肉模式代偿。薄弱环节确定了运动链中影响整体功

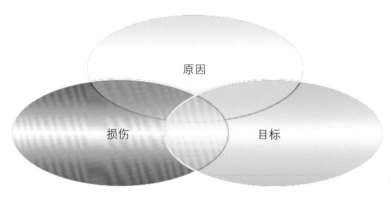

图 3　肌肉骨骼损伤的 3 个因素

能且有障碍的肌肉或肌群，并希望改善其各自的功能。若在存在薄弱环节的情况下能完成与目标功能结果类似的动作，意味着有一定程度的代偿动作，这将导致潜在损伤风险上升或运动表现下降。

干预方案的最后一部分是"功能整合"，这会利用此前建立的改良神经肌肉激活模式，单独强化这些模式并在功能位立即挑战这些模式。早期阶段主要是在无负荷下模仿或复制功能性活动，如跑和跳。

随着训练的推进，制约条件的变化将反映在干预方案的结构上。到了训练中期，限制因素将不再是损伤或障碍，病因将占更大比重。干预方案中神经肌肉激活模式的训练内容会减少，薄弱环节的强化会明显增加，并更多地向功能整合方面侧重。

在最后阶段，损伤或障碍以及病因的影响较小，主要限制因素将是预期结果和目标。对舞者来说，这个目标也许是以完整状态回归舞台。这一阶段，干预方案较少强调神经肌肉和薄弱环节的训练，而更多地强调功能整合。干预方案的重点在功能整合，但仍会涉及神经肌肉和薄弱环节方面的进阶性训练。这样做是为了确保在力量和功能发挥作用时运动模式的持续效率。这种混合方法被认为是改善运动表现和降低（再）损伤风险的关键。需要注意的是，干预方案的第三阶段应该强调进行有效率的训练，避免代偿动作。

方案的进展取决于测试前决定因素的变化或改善。门斯（Mens）试验的结果和骶髂关节的作用是腰－骨盆和下肢损伤的康复方案的基础。正常情况下，存在门斯试验阳性是第一阶段的基础，也是发展为骶髂关节提供稳定性的肌肉进行运动控制激活模式训练的基础。臀大肌和梨状肌被认为在改善骶髂关节的力量闭合和随后的稳定性改善方面起着关键作用，并能易化骶髂关节的力量闭合。进阶到下一阶段的训练前，舞者应该重复门斯试验，只有在测试结果有所改善时才继续进行下一阶段的训练，如腿部感觉更轻或相等。针对薄弱环节的训练是为了增加对维持骶髂关节稳定性所需肌群的力量，同时强化薄弱环节。干预方案的最后部分旨在功能生物力学姿势下挑战这些关键区域。

混合干预模型将每个干预方案分为3个部分：神经肌肉易化、力量和爆发力（包括力量耐力和爆发力耐力）和功能整合（图4）。该模式实施的关键是顺序（神经肌肉易

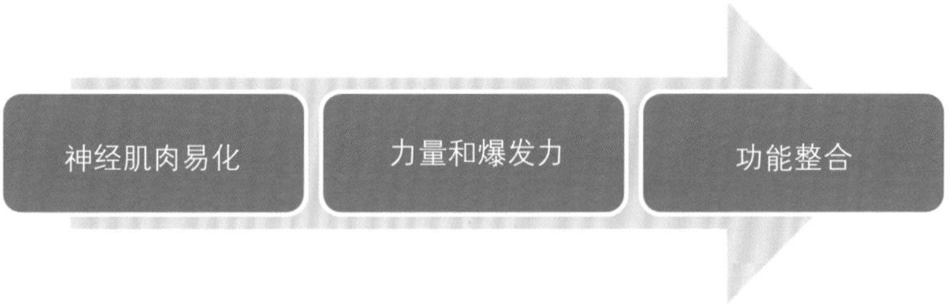

图 4　混合干预模型的组成

化到力量和爆发力，再到功能整合），以及各个损伤阶段不同成分的相对比例。相对比例根据临床医师对当前限制因素的评估来决定。

混合干预模型：早期阶段

在急性损伤的早期阶段，可能的限制因素和管理方案的重点是损伤本身和任何相关的疼痛。急性损伤疼痛的一个显著影响结果是肌肉抑制。在混合干预模型中，神经肌肉易化是康复计划最重要的组成部分，在早期阶段恢复和支持肌肉激活。在疼痛存在时神经肌肉训练通常具有良好的疼痛耐受性，因此适合早期阶段（图5）。

混合干预模型：中期阶段

随着患者损伤阶段的进展，下一个限制因素和康复重点是导致损伤的原因。在中期阶段，确定和解决任何潜在的力量或爆发力不足将占据方案设计的最大比例（图6）。

在这个阶段，训练计划仍以肌肉激活训练起步，在训练课结束前进行一些功能性激活训练。力量（或爆发力）的提升有赖于超负荷原则——创造足够大的负荷来挑战目标结构以刺激适应和改变。传统的理解是，刺激肌肉组织的变化以促进力量的增加，需要重复60%~80%1RM，其中1RM是患者只可举起一次的最大负荷。在此阶段的康复进程中，在损伤存在时负荷过大可能会增加损伤恶化的风险或产生更多疼痛。

混合干预模型：末期阶段

在康复计划的最后阶段，康复重点转向运动员或舞者的功能要求，以确保他们安全回归表演或竞赛。在前期较短时间的肌肉激活和基础力量训练之后，将会有进阶的功能整合训练（图7）。

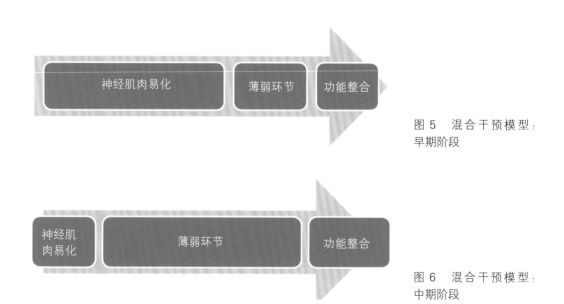

图 5　混合干预模型：早期阶段

图 6　混合干预模型：中期阶段

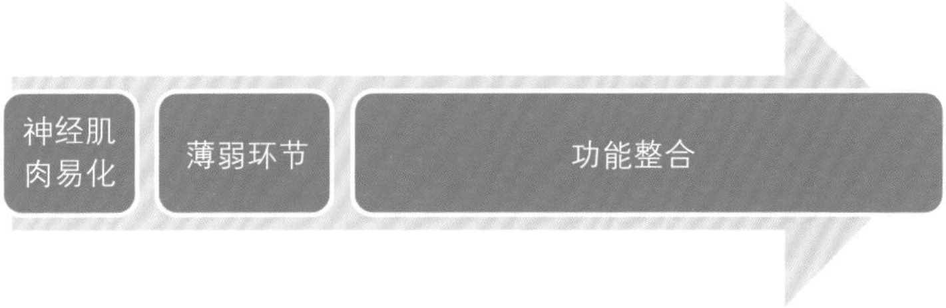

| 神经肌肉易化 | 薄弱环节 | 功能整合 |

图 7　混合干预模型：末期阶段

在舞者的康复过程中，作为准备和恢复训练的一部分，要进一步考虑优化负荷。这是混合干预模型中功能整合的关键。它包括通过康复计划建立长期负荷适应性，应对舞蹈，特别是表演中难以避免的、激增的短期工作负荷。这包括对职业负荷影响的评估——前几个演出季的负荷以及过去 4 周的长期训练负荷。研究表明，由于缺乏合适的长期训练负荷，年轻运动员的损伤风险可能会增加，而年龄大的运动员由于过度累积的长期训练负荷或既往损伤影响训练负荷而更易受伤。研究还表明，短期负荷的激增可能导致骨应力性损伤的增加。这一点可能在年轻舞者中更明显，因为他们还没有足够的长期负荷支持其对抗短期负荷的激增。另一方面，累积过多的长期负荷可能导致关节面病理性改变的风险增加，这会更多地影响到舞者的职业生涯。在为舞者设计康复方案时，除了重返舞蹈的标准外，还需要考虑以上所有因素。

重返舞台的标准

众所周知，既往史是损伤再发和继发的最大风险之一。恢复到损伤之前的活动水平通常是康复的最终目标。

当确定一个运动员回归比赛的标准时，由于竞赛性质存在一定程度的一致性（尽管可能会受到对手的影响），通常很容易确定舞者完全回归比赛所需的身体状态。在不同的舞蹈中，编舞的性质和扮演的角色会有很大区别。由于不同的舞蹈设计在生理需求上存在巨大的差异，对于舞者来说，回归表演需要充分理解他们将回归的角色的需求。如果考虑分级回归（如某角色不需要达到最佳的体能水平），那么在考虑最终回归舞蹈之前，必须彻底完成康复过程。

如体育运动一样，任何重返舞台的决定都需要一个由舞者、艺术指导、医师、康复师和体能教练组成的团队的共同商讨。艺术指导能了解舞者在即将面临的排练和表演角色中的体能要求，同时从舞者的角度考虑也很重要，必须认识到他们对自己的合同、职业发展和业绩压力的看法。

肢体对称性测试

从临床的角度来看，常用运动模式的改良可以用于决策过程。在缺乏损伤前数据的情况下，使用肢体对称指数测试可以为四肢损伤程度的评估提供有用的参考。基于前交叉韧带康复及重返运动方案的相关文献，与健侧数据差距在 25% 以内表明损伤风险较低；在 10% 以内表明基本无明显运动表现差异。测试内容可以根据损伤特点进行调整，但下肢测试主要包括以下几个方面。

- 正常运动：评估运动能力和神经肌肉控制能力的功能性运动测试。
- 关节活动度：髋关节活动度，尤其是内旋活动度，可作为判断髋外旋肌群状态的指数；膝关节触及墙面的能力：功能性姿势的对称性指标，如下蹲动作和跳跃动作中足跟下沉的能力。
- 平衡和本体感觉：星形偏移平衡测试是一项动态平衡测试，能测量下肢的活动范围及控制能力；BIODEX 单腿等速运动测试；单足跳跃测试。
- 爆发力：跳跃测试（高度、距离、耐力、对称性、单跳距离、重复跳距离、交叉跳、跨过距离的速度等）；测力台（如有需要）。
- 肌力：膝关节、踝关节屈曲和伸展的等速测试（如有需要）。

功能性测试

确定损伤各个阶段适当的停止标准和完全回归舞蹈的决策，是有挑战性的。正确理解功能需要是构成任何功能性测试的基础。这种方法的一个例子是芭蕾中腰 - 骨盆到下肢损伤的停止康复标准。当舞者

从足尖点地或半立前足完成跳跃动作时，足跟着地需要从足部开始的一系列离心控制。首先足尖触地，随后前足下降，最后是足跟着地。根据动作的不同，比如在跳跃动作中，膝关节从最初伸展位开始屈曲，同时通过臀大肌和后链来控制下落。

如果仅依靠客观测量，设计一种合适的测试来确定舞者达成这一目标的能力可能是困难的。通过对足部、膝关节和髋部的控制质量依次进行评估，将更好地判断舞蹈演员是否适合进阶。芭蕾舞中正在探索的一种测试方法是，能否在转开位完成 6 次预定节拍的足的升降控制。如果成功完成且两侧一致，测试会继续进行。舞者会被要求在转开位完成有节奏的足尖点地动作以评价足跟下降的控制能力。同样，双侧均要测试。测试要求舞者以最轻盈的状态着地，展示他们的离心控制力，而不是"砸"到地面上。

如果前两个阶段进展顺利，则最后一个阶段是对跳跃和着陆机制的评估。仔细评估着陆机制，正确的姿态是在足跟着地过程中有控制地利用臀大肌，并保持膝关节稳定，无代偿动作。这个测试也可以按设定动作节奏来完成。在决定舞者是否适合重返舞蹈时，健患侧的对称性是一个关键指标。

进一步的功能测试可包括排练阶段的专业技巧（把杆训练、旋转、跳跃等）以及其他的托举或与舞伴合作的动作等。测试应该包括在其所有角色中要举起舞伴的技术，以确保他们可以安全地进行表演。

进一步评估

回归舞蹈的高阶测试还包括力量与耐力的评估。舞蹈是一个既包括长时间高强度间歇运动又包括长时间低强度运动的项目。可以采用反复完成力量型动作（如反复托举）和爆发力测试（如跳箱）进行评估。此外，评估长期训练负荷（作为参与和训练强度的指数）将有助于确定舞者是否适合回归表演，而不仅仅是只能完成表演的单一技术要求。

评估全面回归舞蹈的心理准备情况也很重要。任何损伤后，对损伤复发充满焦虑和恐惧的心理都是正常的。回归舞蹈的标准、增量负荷、生理和功能或技术测试的运用可以激发患者的信心，减少患者的焦虑，同时一些患者还可以通过接受运动心理学指导缓解不良情绪。

血流限制训练

血流限制训练（blood flow restriction training, BFRT）可以在负荷较低的条件下（20%1RM）提供适当的生理刺激来促进肌肉组织的变化。BFRT 是使用如血压计袖带这样的装置来减少目标肌肉群的氧合量的过程，为肌肉能量系统创造一个相对缺氧的状态。低负荷训练期间减少氧合可刺激生长激素的释放，这是力量发展过程中的关键媒介。

BFRT 的禁忌证与抗阻训练类似，但重要的是要进行一个额外的筛查过程。有凝血障碍、深静脉血栓或肺栓塞、血管或神经损伤、脑卒中病史的患者属于 BFRT 的高风险人群。他们将被限制参与这种训练，或采取降低风险的改良措施，如减少在袖带压力下的训练时间、降低袖带压力或使用间歇加压而不是恒压。有吸烟史、服用避孕药史或近期坐过长途飞机的患者，发生深静脉血栓的风险可能增加，属于中风险人群，也需减少袖带压力下的训练时间、降低袖带压力或间歇加压。

在任何此类训练之前，应使用一份标准化的问卷对所有患者进行筛查，以确定 BFRT 的适应性。患者还必须了解可能的副作用，如从典型的延迟性肌肉酸痛到文献提到的罕见的横纹肌溶解。

随着对 BFRT 理解的增加，围绕组数和重复次数的处方可能变得更加具体。目前的指南建议，限制血液流动的时间应该在 15 分钟左右。一个典型的训练计划可能包括先进行 30 次 1 组的训练，然后针对目标肌肉群，完成 3 组、每组 15 次的训练，总共 15 分钟。例如，前交叉韧带重建后的下肢训练计划，以锻炼腿部力量为目标，可能包括 30 次 1 组的下蹲，3 组、每组 15 次的下蹲，30 次 1 组的罗马尼亚硬拉，3 组、每组 15 次的罗马尼亚硬拉等。

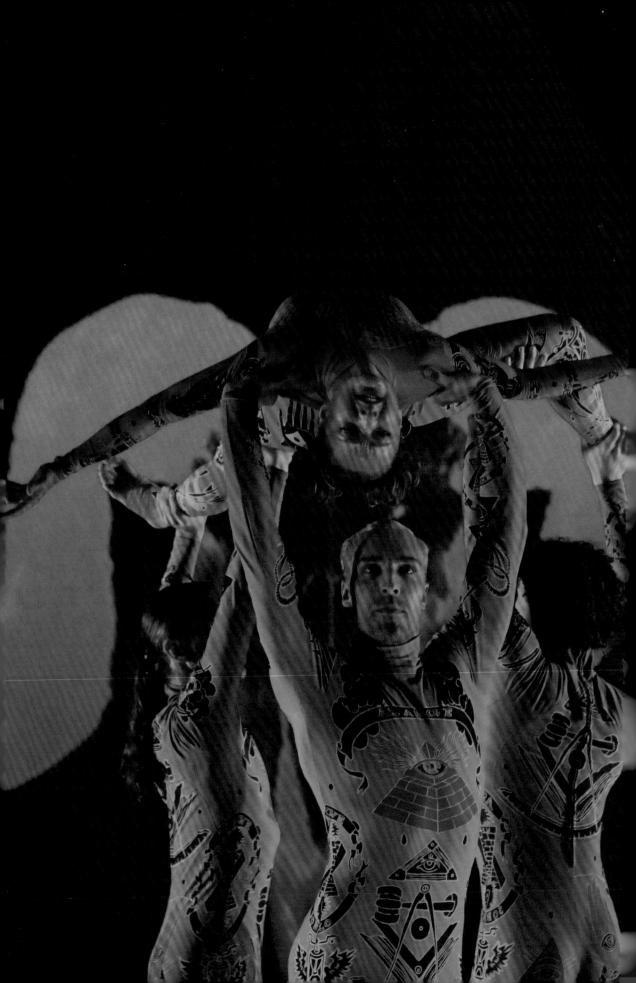

第六章

头颈部损伤

本章将探讨舞蹈中头颈部损伤的特点和发生率。虽然在头颈部损伤中创伤性损伤比过劳损伤少见，但却可能造成严重后果，并引发脑震荡。医务人员需要特别注意包括舞蹈演员在内的所有运动员的此类损伤。主管医师要充分理解舞者在托举和旋转动作下颈部所承受的力量，进而分析损伤的病理类型。

头部

据报道，在舞蹈中头部或面部受伤的发生率很低，但却会发生脑震荡或头部创伤。创伤性脑损伤在运动医学中被高度重视，若干国际共识声明对该领域有所涉及。本章所探讨内容的基础是由保罗·麦科伊（Paul McCory）和国际专家小组于2017年牵头发布的最新报告。各位国际共识作者的工作引导了"运动性脑震荡"（sports-related concussion，SRC）一词的演变，用以描述创伤性脑损伤的即时和短期症状。第五届国际运动性脑震荡会议有明确的定义。

运动性脑震荡是一种由生物力学因素引起的创伤性脑损伤。临床定义脑震荡性头部损伤的几个常见特征如下。

- SRC 可能是由于头部、面部、颈部或身体其他部位受到直接打击，并将产生的冲力传递到了头部。

- SRC 通常会导致短暂性神经功能损伤的快速发作，并自行消退。然而，在某些情况下，症状和体征会在几分钟到几小时内持续发展。

- SRC 可能导致神经病理性改变，但急性临床症状和体征反映的多为功能紊乱，而不是结构性损伤，同样，在标准的神经结构影像学研究中也未见异常。

- SRC 的一系列临床症状和体征中，可能包括也可能不包括意识丧失。临床和认知问题的解决是循序渐进的过程，但有时症状也会持续。

此外，临床症状和体征不能用药物、酒精、其他损伤（如颈部损伤、外周前庭功能障碍等）或并发症（如心理因素或伴发的医疗问题）来解释。

从 SRC 的特征可以看出它在舞蹈项目

中发生的可能性，并可以应用相同的管理模式。脑震荡的共识声明明确指出，脑震荡是一种潜在的演变性损伤，任何疑似脑震荡的患者都需要立即停训，以确保对可能快速变化的临床症状进行恰当评估。患者需要在无干扰的环境下，由熟悉脑震荡的医疗专业人员使用标准化脑震荡评估工具（The Standarized Concussion Assessment Tool，SCAT 5，已发表）进行全面的评估。如果出现以下特定症状，则应怀疑是脑震荡：

- 躯体症状（如头痛）
- 认知症状（如感到"迷迷糊糊"）和（或）情绪症状（如情绪不稳、易变）
- 生理体征（如意识丧失、记忆障碍、神经功能障碍）
- 平衡障碍（如步态不稳）
- 行为改变（如易怒）
- 认知障碍（如反应时间变慢）
- 睡眠／唤醒障碍（如嗜睡、困倦）

必须指出的是，由于脑震荡的体征和症状的特点不断变化，可能有必要在一段时间内进行若干次评估，以确认诊断。如果没有把握，在证明不是脑震荡之前，这些症状应该被当作脑震荡处理。伤后的几个小时内，不应让患者单独待着。

如果舞者被怀疑是运动性脑震荡，则不允许其当天继续跳舞，而应进行一个循序渐进的最终回归舞蹈的康复流程。脑震荡患者的治疗包括 24～48 小时的休息，并在安全的环境中逐渐增加活动或训练

量。活动的强度和持续时间可能不同，但要保证活动不会使症状［身体和（或）认知］恶化。使用静力性自行车可以帮助患者量化运动的输出和增加情况。若在不使用药物的情况下，舞者的脑震荡症状消失，则应遵循逐步恢复舞蹈增量的方案。对患者在每个水平的反应情况，都需要仔细评估症状是否重现或技术能力在脑震荡前后的变化。循序渐进重返舞蹈训练需要经过以下几个步骤。

1. 身体和认知的休息（24～48 小时）。
2. 轻度有氧活动（静力性自行车）。
3. 技术动作训练（把杆训练、核心训练）。
4. 分级训练（把杆训练、核心训练、跳跃训练）。
5. 预演训练。
6. 回归表演。

国际共识声明还指出：

"若运动性脑震荡发生后，症状持续存在超过预期的时间范围（即成人 > 10～14 天，儿童 > 4 周），则提示常规的临床恢复未能奏效。症状持续并不是单一的病理生理学状况的反映，而是描述了一系列非特异性的创伤后症状，这些症状可能与某些并存和（或）混杂因素有关，而这些因素不一定反映大脑当前的生理损伤。"

如果舞者的症状恶化或持续，则提示需要转介到适当的脑震荡或头部损伤专科。

颈部

解剖学及相关病理学

颈部在日常生活中发挥着重要的功能，在支撑头部重量和保护脊髓（和延髓）方面起着关键作用。在舞蹈中，颈部根据功能需要和外界刺激，对头部的定位方面发挥着至关重要的作用，进而影响平衡。

关于舞蹈椎间盘病变的报道很少，与颈部相关的报道更少。颈椎是脊柱中最易活动的部分，分为枕寰枢椎复合体（C0–C1–C2）（图 8）、颈椎中段（C2~C5）和颈椎

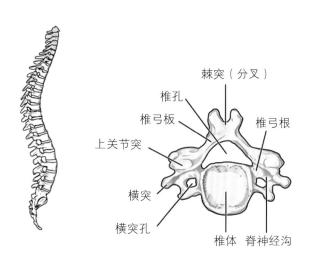

典型颈椎结构

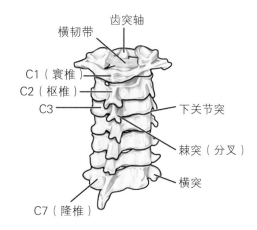

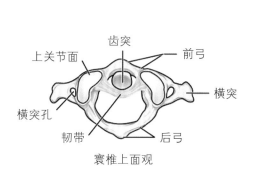

寰椎上面观

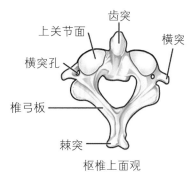

枢椎上面观

枢椎前面观

图 8　颈椎解剖

下段（C5~T1）。在整个脊柱中，椎体通过椎间盘连接和分离。椎间盘由富含蛋白聚糖的水凝胶中的Ⅱ型胶原纤维髓核组成，同心圆形状的胶原纤维束形成环，将髓核包围。

颈椎活动由颈椎的各个节段产生，旋转的 50% 由 C1 和 C2 节段完成，屈曲和伸展的 50% 由颈椎上段完成。

前伸和后缩时颈椎上段和下段的位置与舞蹈中的姿势要求密切相关。众所周知，舞者的注意力更倾向于集中在直立姿势下的动作，这是一种颈椎上段屈曲、下段伸展的后缩运动，而不是颈椎上段伸展、下段屈曲的前伸姿势。骨骼结构对脊柱的稳定性和活动性起着重要作用。颈椎区域的小关节面角度约为 45°。通常，关节突关节上关节面在运动过程中会从下

关节面上滑过，关节突关节也被结实的结缔组织组成的关节囊包绕。

考虑到挥鞭转和单脚尖旋转的旋转动作中舞者会使用"留头"技术来防止晕动病，这就可能对关节面产生潜在的撞击和刺激。除了受到旋转练习中旋转扭矩的影响之外，舞者颈椎还容易因舞蹈编排中的一些快速动作而遭受加速 / 减速损伤。在这种情况下，需要认真考虑这些快速动作对肌肉和韧带结构的影响（图 9）。

颈部由深层和浅层的肌肉支撑（图10）。像头长肌和颈长肌等颈部深屈肌在舞者保持和稳定颈椎姿势以及在头部转动时的定位过程中发挥重要作用。颈部也有头夹肌、颈夹肌、棘肌、最长肌和头半棘肌等伸展肌群，深层肌肉与本体感觉有关。

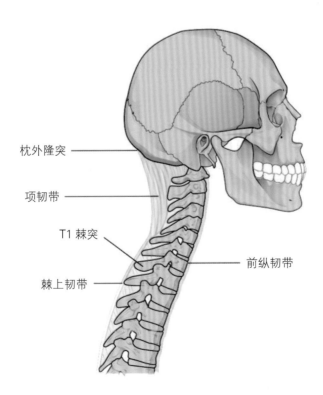

枕外隆突

项韧带

T1 棘突

前纵韧带

棘上韧带

图 9　颈椎节段的解剖（包括韧带）

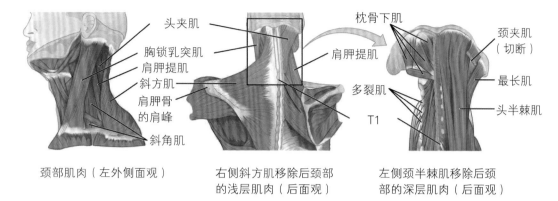

颈部肌肉（左外侧面观）　右侧斜方肌移除后颈部 　左侧颈半棘肌移除后颈
　　　　　　　　　　　的浅层肌肉（后面观）　部的深层肌肉（后面观）

图 10　颈部肌肉解剖

　　头颈部与舞蹈相关的另一个关键点是对呼吸的控制，重点在于使用膈肌呼吸。膈肌由起源于 C4 节段的膈神经支配。有证据表明，浅呼吸对各种代谢指标的影响最终会导致肌张力的改变，并可能造成疼痛，保持颈部良好的稳定性和对位能力对于使用膈肌呼吸的舞者是至关重要的。

　　大脑后 2/3 的血供来自通过颈椎椎间孔的椎基底动脉。椎基底动脉供血不足（vertebral basilar artery insufficiency, VBAI）通常是指患者出现"5 个 D"中的任何一个：复视（dipiopia）、构音困难（dysathria）、吞咽困难（dysphagia）、跌倒（drop）、头晕（dizzness）。此外，症状可能还包括眼球震颤、恶心或耳鸣。功能失调的生物力学模式中的肌张力变化可改变颈椎节段的位置。排列的改变也会影响血液供应，临床医师需要注意 VBAI 相关的轻微或短暂症状，以及在出现 VBAI 时高张力肌肉的改变作用。

　　据报道，芭蕾舞中颈椎损伤的发生率为每千小时 0.47 ~ 0.53 次。多数颈部损伤起源于颈椎关节突关节，每千小时的发生率为 0.29 ~ 0.34 次，颈部肌肉损伤的发生率为每千小时 0.16 ~ 0.17 次。男舞者由于一些托举的舞蹈动作而不得不承受各种过大的负荷，交际舞舞者由于要维持颈部在某一姿势而易出现颈部肌肉拉伤（照片 84），现代舞舞者在地板上做动作时要维持头部的稳定也是颈部肌肉损伤的原因。

　　区分损伤源于关节突关节还是肌肉很重要，因为这将引导早期的康复处理过程。颈部的激惹痛通常有生物化学机制，并可能在早期阶段出现炎症反应。肌肉损伤虽然使肌肉收缩受限于炎症反应，但使用低于疼痛阈值的肌肉激活治疗方法通常对肌肉恢复比较有效。在实践中，这两种类型的损伤可以同时出现，并可能导致功能障碍的生物力学改变。这种改变可能从关节突关节或周围结构的初始刺激开始，随后出现肌肉张力亢进反应，形成斜颈型表现。张力增加会导致关节突关节闭合，使间隙变小，进而导致关节和周围软组织在颈椎

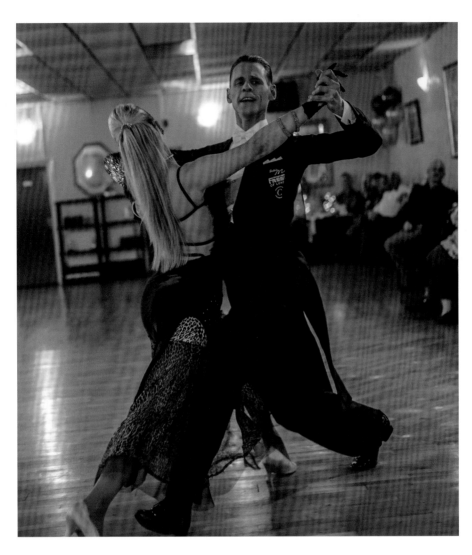

照片 84　舞厅姿势（杰克·比尔摄）

旋转或伸展等简单运动中相抵触。此外，许多基于脊柱的病变都与慢性疼痛模式的发展有关。在适宜的情况下，应给予充分的镇痛，以确保尽快建立正常的运动模式。

椎间盘病变在芭蕾舞人群中并不常见，而对经常做地面动作的现代舞者来说可能是个大问题，因为他们的头部和颈部承受了更大的负荷。在评估舞者的颈部时对神经症状的问诊和检查很重要。虽然神经损伤不常见，但却需要将颈部对神经的影响考虑进去，这些影响可能来自刺伤或臂丛神经牵拉损伤，或压迫导致的神经受损。可以使用手持式测力仪来评估体现肌节功能的握力，为颈部损伤后神经功能障碍患者的评估和发展提供客观的测量结果。

舞蹈中颈部损伤的康复

在为舞者设计预防或康复方案时，有几个关键方面需要考虑。颈深屈肌在良好的姿势控制中发挥重要作用。良好的姿势当然与舞蹈表现密切相关，而这种良好的姿势控制也是防止颈部受伤的重要基础。康复计划（表 1）可以从简单的坐位收下巴开始，然后进阶到俯卧位，以建立良好的姿势控制。可以进阶为俯卧位下的头部牵引，即在保持下巴收缩的同时，从头部低垂位（即颈部屈曲位）运动到一个接近直立的位置，且在运动过程中，要伸展颈部而不是头部（照片 85、86）。

然后进行 4 个方向的等长力量训练，可以使用弹力带进行，也就是将弹力带套在头部想要训练的方向上，然后指示舞者"远离弹力带"，以增加弹力带的张力，同时保持颈部位置中立。训练可以从保持

表 1 舞者的颈部康复计划

第一阶段治疗（2~4 周）	持续时间（秒）	重复次数	重复组数
制动			
泡沫轴放松	20~60		
神经肌肉易化——等长训练			
肩胛骨控制 / 盂肱分离——俯卧位腕肘抬高	8	8	2
颈部 4 个方向上的等长训练	8	8	2
离心 / 力量训练			
坐位向心收下颌	10	2	
俯卧位离心收下颌点头	10	2	
功能整合			
DG 头部吊带等长保持	8	8	2
DG 头部吊带定位	15	3	

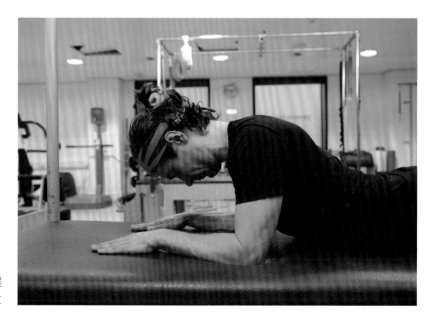

照片 85 颈部深层稳定肌训练：起始位

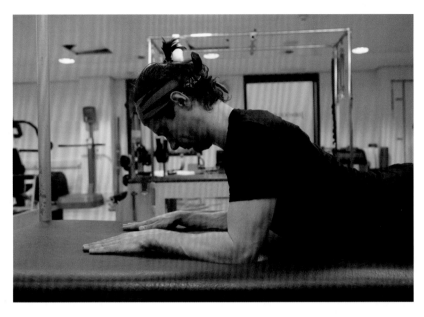

照片 86　颈部深层
稳定肌训练：终末位

10 秒逐步到保持 2 分钟，以发展持久的
肌耐力。除弹力带外也有各种各样的头部
吊带可用，通常用于赛车和橄榄球等运动
中。头部吊带通常有旋转能力，可以用在
头部定位训练中。"留头"是舞者在旋转
时用来防止晕动病的动作，即在旋转时集
中注意力于一个单独的点上，然后甩动头
部再次定位这个点（照片 87、88）。

　　随着舞者康复过程的进展，训练的负
荷和速度应该逐步提升，最终达到旋转和
留头训练的完整功能性（舞蹈）速度。肩
部和胸椎的稳定性和力量训练是全面康复
计划的一个重要组成部分。这可能包括标
准的肩胛骨稳定性训练、肩袖练习，以及

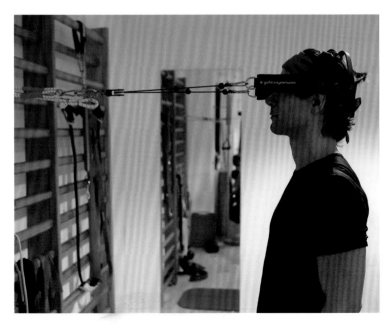

照片 87　颈部深层稳定肌
训练：站立位

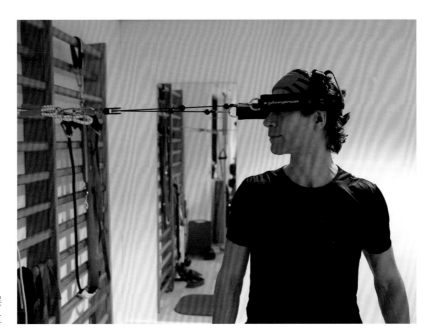

照片 88 颈部深层
稳定肌训练：留头位

训练胸椎稳定性的站立位核心抗阻旋转训
练（Palof press drills）。

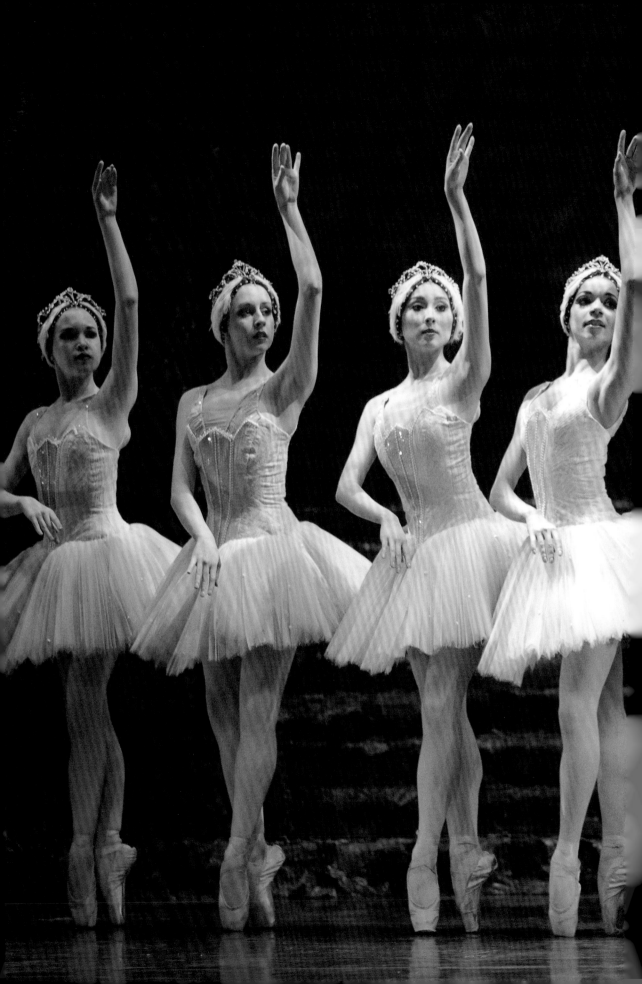

第七章

胸部、肩关节、臂部和手部损伤

本章将回顾胸部、肩部、手臂，以及远端的腕关节和手的解剖知识。胸部如保护罩般，容纳了很多重要的器官，同时，它在促进肋骨与脊柱的协调运动及日常功能活动中扮演着重要的角色。舞蹈对该部位的功能需求更高，既要求做到极限的动作，又要求对呼吸的可视化控制。肩关节是由 4 个附属关节组成的复杂部位。因为有些舞蹈动作对于肩关节功能的要求很高，如芭蕾舞中二位手、四位手和五位手，双人舞的托举动作，现代舞编排中的

地面动作等，使得肩关节损伤在舞蹈中较为常见。尽管相较于下肢损伤而言，舞蹈中的上肢损伤并不是很多，但这些损伤对于舞蹈表现的负面影响不容小觑。

胸部

解剖结构及相关病理学（图 11、12）

与脊柱的其他部分不同，胸椎和肋骨相连接并共同运动。胸骨在身体前侧，这一生理位置使得它的活动幅度很小。胸椎

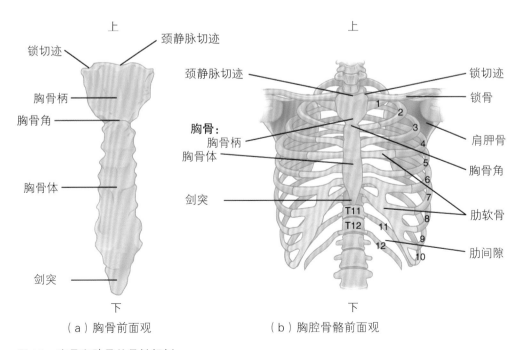

（a）胸骨前面观　　　　　（b）胸腔骨骼前面观

图 11　胸骨和肋骨的骨性解剖

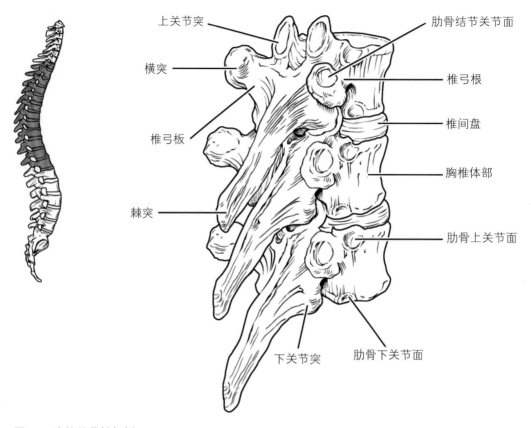

图 12　胸椎的骨性解剖

可以通过耦合运动完成前屈、后伸、侧屈和轴向旋转的运动。另外，肋骨的生理角度让它具有近似侧屈的功能。

在检查舞者的胸部时，重要的是要了解肩胛骨的位置在托举/合舞、姿势保持和旋转中的重要性。研究显示，男性舞者胸痛的发生率更高。观察男性舞者的托举技能是胸部评估的一个重要方面。舞者有时候无法良好地控制舞蹈施加在胸椎及胸廓上的负荷，从而使其泄力，造成关节突关节僵硬或激惹。

甄别出潜在的胸椎侧凸很重要，因为它可能提示椎体扭转和肩胛骨的位置异常（通常脊柱侧凸处会伴随翼状肩胛）。在出现脊柱疼痛的患者中，脊柱侧凸在处于青春期的舞者中更加多见，而对于骨骼已经成熟的患者而言，则不可忽视舒尔曼（Scheuermann）病与胸椎活动度下降等因素带来的影响。疼痛可能来源于终板和许莫（Schmorl）结节区。另外，对于有胸椎或腰椎疼痛及舒尔曼病的既往病史的成年舞者，若出现胸椎旋转受限，和随之而来的腰椎前凸过度代偿，以及扭转或伸展运动中旋转扭矩增加的情况，则需要仔细检查。

合舞给胸部带来的挑战

对于女性舞者而言，合舞或芭蕾双人舞并非被动动作，而是需要强健的脊柱与躯干姿势控制能力，意识到这一点很重要。女性舞者需要强大的脊柱核心力量。另外，如果男伴缺乏一些手位摆放的专项知识及抓握力量，同样会造成男性舞者胸部的疼痛，特别是肋骨关节面的疼痛。

在肋骨关节扭伤和激惹的案例中，早期固定可以最大限度地减小胸廓"桶柄运动"的产生，减少对胸部关节的刺激。中期康复应着眼于提升核心及躯干的力量，后期康复需要技术支持与舞伴的介入，从而确保托举动作的正确手位和恰当的抓握力量（表2~4）。

表2　舞蹈中胸椎损伤患者的早期康复方案

阶段1（2~4周）	时间（秒）	次数	组数
制动			
泡沫轴放松	20~60	无特殊要求	1~2
神经肌肉易化/等长训练			
肩胛骨控制/盂肱关节分离——俯卧位腕肘上抬训练	8	8	2
核心抗旋转等长训练	8	8	2
离心/肌力/肌耐力训练			
向心收缩			
瑞士球上反向臀腿抬高	慢速	10~12	2~4
离心收缩			
仰卧位瑞士球上躯干旋转	慢速	10~12	2~4
功能整合训练			
平板支撑：3点支撑（单个肢体交替抬高）	5	8	2
三位手下的脊柱抗阻旋转训练	30	1	1

表3　舞蹈中胸椎损伤患者的中期康复方案

阶段2（2周）	时间（秒）	次数	组数
制动			
泡沫轴放松	20~60	无特殊要求	1~2
神经肌肉易化/等长训练			
站立位肩胛骨控制/盂肱关节分离	8	8	2
躯干等长收缩（前屈、后伸、侧屈）	8	8	2
离心/肌力/肌耐力训练			
向心收缩			
瑞士球上躯干伸展训练	慢速	10~12	2~4
手臂置于体侧的肩袖训练	慢速	10~12	2~4
离心收缩			
核心抗旋转的旋转控制训练		10~12	2~4
功能整合训练			
地上游泳训练	无特殊要求	6	2~4
斜板胸下拉训练	无特殊要求	6	2~4
推拉训练	无特殊要求	6	2~4

表 4 舞蹈中胸椎损伤患者的后期康复方案

阶段 3（2 周）	时间（秒）	次数	组数
制动			
泡沫轴放松	20~60		
神经肌肉易化 / 等长训练			
靠墙训练 –T、Y、W 等长训练	20	2	1
手臂滑墙训练	慢速	8	2
离心 / 力量训练			
向心收缩			
背飞（悬吊）		6	4~6
肩外展 90° 下的肩袖训练		6	4~6
离心收缩			
瑞士球上仰卧位节律训练		12	2
功能训练			
俯卧撑加抬举、旋转、伸展		6	2~4
肩外旋身体回拉	15~18	2~3	
单腿罗马尼亚硬拉		15~18	2~3

肩关节

解剖结构及相关病理学（图 13~16）

肩关节由 4 个关节组成，分别是盂肱关节、肩锁关节、胸锁关节，以及一个非真实关节的功能性关节——肩胛胸壁关节，独一无二的结构造就了肩关节极大的活动范围。虽然肩关节比其他关节灵活性更大，但这也在一定程度上牺牲了其关节稳定性。

胸锁关节提供了中轴骨与其他肩部骨骼的关节连结，因此肩周的肌肉要产生更多的力量去维持肩带稳定。尽管胸锁关节半脱位在英式橄榄球等接触性项目中很常见，但在舞蹈中鲜有发生。关节盘与肋锁韧带在缓冲外界力量中扮演着重要角色。盂肱关节韧带重建术后，一些舞者会出现胸锁关节痛，这是由于手术或创伤使肩节生物力学发生变化，影响了胸锁关节正常的旋转与平移运动。类似的情况我们在舞者的一些肩关节前伸的动作中会见到，因为这些动作会使胸锁关节和关节盘压力增高，同样破坏了其生物力学的稳态结构。有时，这些生物力学功能障碍性改变会在胸锁关节盘受到刺激时出现。T1 加权磁共振成像可以帮助检查软骨表面，而T2 加权磁共振成像则常被用来确定这些异常负荷是否已经传递至周围的骨组织，若传递至骨组织，则会显示高信号回声。

因舞蹈所致的锁骨骨折很少见。锁骨的另一端是肩锁关节。与胸锁关节类似，

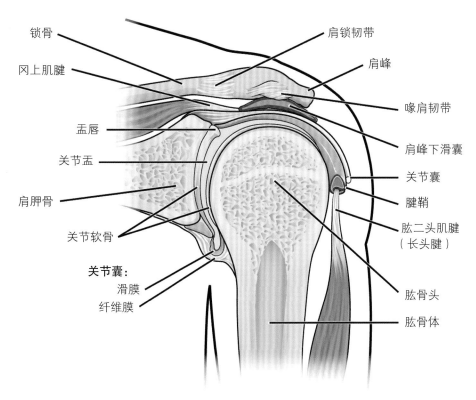

图 13 盂肱关节解剖

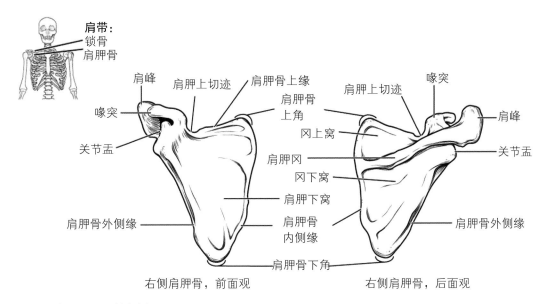

右侧肩胛骨，前面观　　　　右侧肩胛骨，后面观

图 14 肩胛骨的骨性解剖

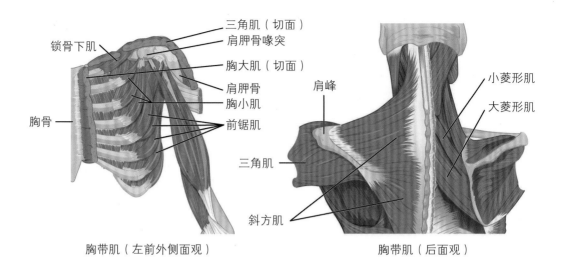

图 15 肩带的肌肉解剖

肩锁关节由周围的纤维软骨盘、韧带及薄弱的关节囊保护固定着。肩锁关节损伤在接触性运动项目中很常见，而在舞蹈中发生率很低。肩锁关节在肩关节上提、外旋、内旋中起着关键作用。如果肩峰不能在上肢抬高 60° 以后发生后旋，则会发生肩峰下撞击。尽管肩峰下撞击更多被用来描述症状，而非基于病理学去讨论，但它仍然可能产生一些后遗症，造成更严重的病理结构改变。若像冈上肌这样的肩袖肌群处于反复功能失调和低耐受度的状态下，肌腱炎会随之发生。由此，肩袖肌群对肩关节的力学稳定功效就会降低，造成肱骨头的位置平移等，从而引发肩关节多方向不稳和肩峰下撞击风险。更有甚者会导致盂唇损伤概率增高，肩关节半脱位、脱位等。鉴于手臂位置对于芭蕾舞和其他舞蹈的影响较大，对于舞蹈的临床从业者而言，了解潜在的力学和病理生物力学变化至关重要。

肩胛骨相对于后侧胸壁的运动是实现舞蹈相关功能的重要因素，且与肩部相关损伤风险有关。胸锁关节处锁骨后缩与前伸、肩锁关节的旋转，都会促进肩胛骨在肩胛胸壁关节的前后倾。静态、动态肩胛骨位置的评定与肩关节复合体神经肌肉控制的评定一样重要。肩关节的生物力学功能障碍可以通过 SICK 原则进行评估：S（scapula malposion）代表肩胛骨位置异常；I（inferior medial scapular wining）代表肩胛下内侧翘起；C（coracoid pain）代表喙突疼痛；K（scapular dyskiese）代表肩胛骨动力异常。

由于肩关节与中轴骨连接方式的生理特点，使肩袖肌群（冈上肌、冈下肌、小圆肌、肩胛下肌）和周围肌群在维持肩关节复合体动态稳定方面相互依赖，这一区域的不同肌肉间存在着力耦合效应。中、下斜方肌与前锯肌在维持肩胛骨贴合胸壁方面也起到了重要作用。肩胛下角翘起的出现提示上述肌群可能存在不足。像胸大肌这类容易紧张的前群组织通过喙突与肩关节后侧相连接，其间的平衡问题在肩关节评估与未来康复计划的安排中都值得关注，喙突疼痛可能就与紧张的胸大肌有关。

女性舞者的肩关节损伤发生率低于男性舞者。但无论男性舞者还是女性舞者，都存在需要将上肢外展抬起至某一位置并长时间保持的姿势，这就需要其肩关节复合体具备维持肩胛骨位置的能力。然而，对于男性舞者而言，托举动作更需要力量、

稳定性和专项技能。值得注意的是，舞者中高发的获得性或良性关节活动过度，都会降低肩关节稳定性并造成肩关节损伤。

芭蕾舞项目的肩关节损伤中，肩峰撞击相关损伤发病率最高。在很多过顶运动中，肩峰撞击征都与盂肱关节内旋受限或内旋不足（glenohumeral internal rotation deficit, GIRD）有关。虽然在其他舞者中也会发生，但其他舞者的肩峰撞击更倾向于冈上肌撞击，

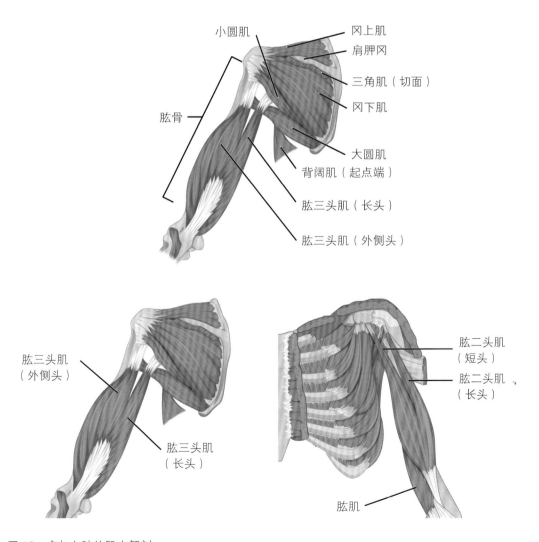

图16　肩与上肢的肌肉解剖

这是因为在抬高和外展上肢时，肩胛骨无法后倾，也无法与后侧胸壁相齐平所致。

区分冈上肌肩峰撞击还是肌腱变性是有必要的。即便是有明确应力的创伤，我们也要通过患者肩胛骨的运动与调节情况对其运动控制进行了解，从而来设计训练达到最佳的肩胛骨力学。基于舞蹈的性质，盂唇撕裂大多会出现在关节盂上部和后部。这有可能是因为过度使用，也有可能是有明确应力的急性创伤或是慢性肩关节不稳导致的此类严重的损伤。

不是所有的盂唇损伤都必须外科手术介入。严格依从全面的康复治疗与调理计划，可以帮助舞者恢复肩关节功能，在没有任何功能障碍的情况下重返舞台。像所有损伤一样，肩关节损伤也需要严格的监控，这样能避免因盂唇生理结构损伤所致的盂唇损伤复发和其他并发症。总的来说，关节活动过度、稳定性不足以及孱弱的力量都会导致肩关节脱位和半脱位。在这些案例中，通常会采取外科手术进行复位，但平衡术后可能发生的复发风险和活动范围不足也要重视。

舞者肩关节病变的康复

舞者肩关节病变的康复需要考虑到舞蹈中功能性活动范围的需求，并且找到稳定性和力量的平衡点。在康复的早期，无论是伤后还是术后，恢复活动范围一般来说都是最主要的目标。像关节囊限制这样的肩关节结构性限制问题，需要根据肩袖的保护性张力增高反应来评估鉴别。由于鉴别起来仍比较困难，因此，通过肩胛肌肉的神经肌肉控制训练，将康复重点主要放在最佳肩胛骨胸椎模式的恢复上是比较合适的，这能使肩关节的外旋与内旋肌群在上臂外展抬高时产生等长收缩。

为保证能够有效促进神经肌肉或核心的控制，很重要的一点就是要避免代偿现象的发生。在肩关节康复的病例中，要让患者有能力维持内旋与外旋肌群的等长收缩，同时不过分激活斜方肌上束或进行耸肩。在舞者的康复进程中，可以从俯卧位的等长收缩，进阶到站立位，最终通过旋转、抬高等训练维持肩胛骨的良姿位（照片89~94）。

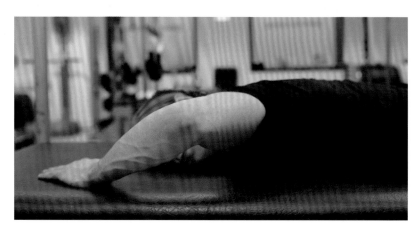

照片89 肩胛骨稳定性训练：俯卧抬肘

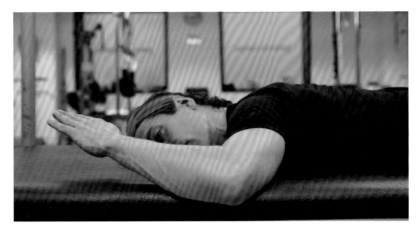

照片 90　肩胛骨稳定
性训练：俯卧抬腕

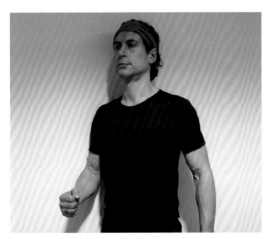

照片 91　肩胛骨稳定性训练：站立位起始姿势

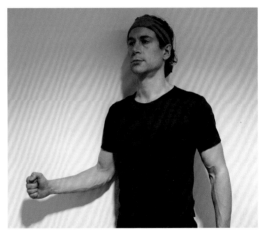

照片 92　肩胛骨稳定性训练：站立位终末姿势

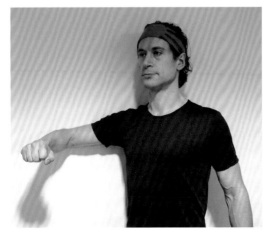

照片 93　肩胛骨稳定性训练：站立位肩外展起始姿势

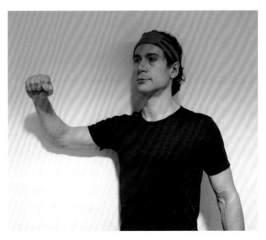

照片 94　肩胛骨稳定性训练：站立位肩外展终末姿势

利用混合干预模型（hybrid intervention model, HIM）的康复方案设计，使用等长收缩训练以及内侧范围下的肩袖力量训练可以在早期发现并解决特定肌肉力量不足的问题。SICK 评估同样可以用于引导康复设计，明确是否要进行斜方肌中束、下束和前锯肌的激活训练。如果出现了翼状肩胛，可能需要更多的力量训练。

在肩胛骨动力异常的康复中，应更多地着眼于改善运动模式。但在临床操作中上述两个干预重点通常均有涉及。

一旦解决了早期的问题，便需要开始关注剩余的活动度障碍问题，并进行基础的慢肌纤维力量训练以及额外的盂肱关节稳定性训练。在整个康复进程中，我们会在消除活动度障碍后，增添更多的动态训

案例 1：盂唇损伤的术后康复

现有一从事现代舞的专业男性舞者盂唇上部发生了撕裂，因评估后发现无法对其进行保守治疗，故给予了盂唇外科手术修复处理。患者重返舞台的时间由生物学时间和训练时间共同决定（表 5）。鉴于疑似有肩袖功能障碍导致肩峰下撞击

表 5　盂唇前部撕裂的康复计划

周	1	2	3~4	5~8	9~12	13~16	17+
非负重位的核心 / 下肢							
悬吊支撑	●	●	●				
肩关节等长训练（内收、外展、内旋、外旋）每小时 3×10s	●	●					
轻柔的肩关节活动（钟摆、抬到最高，不做终末位置的内旋、外旋）			●	●			
静力自行车（关注停训后的体能和肌耐力的恢复）			●	●	●		
可耐受的核心能力课程 1			●	●			
可耐受的下肢训练课程 1			●	●			
关节活动度 / 力量训练							
主动（短力臂）及主动辅助活动（所有方向）					●	●	
肩关节被动生理活动					●	●	
可耐受的下肢训练课程 2					●	●	
肩关节课程 1					●	●	
本体感觉 / 功能性力量							
肩关节课程 2						●	●
核心能力课程 2						●	●
技术能力训练						●	●
肩关节课程 3						●	●
综合性功能							
课程						●	
排练						●	
演出							●

练，并加入快速反应训练，如超等长俯卧撑、弹力球接球等闭链和开链训练等，之后会加入耐力和绝对力量发展的课程。

当舞者的关节活动度、肌肉力量和稳定性足以保护肩关节的时候，具有专项特点的康复后期便将开启。后期康复训练需要包括转体或单足尖旋转时姿势的保持以及托举训练中加入装满水的瑞士球等，这些训练可以模仿托举时舞伴的动作。需要做地板动作的现代舞舞者需要确保进行超等长训练，并具备足够的闭链力量来支撑他们的艺术需求。在功能整合的康复过程中，进行把杆、核心、跳跃和托举训练时，必须保持身体姿势和肩胛骨的最佳位置。

案例 1：盂唇损伤的术后康复（续）

的初步表现，所以在康复计划中纳入对这个问题的处理，涉及肩袖肌群的分离训练及肩胛骨稳定性训练。

计划目的在于促进康复过程，并考虑了舞者托举和地板动作的身体功能专项需求。具体的训练项目可参考表 6~8。

表 6　核心训练

	重复次数	组数	休息间隙（秒）
核心能力课程 1			
肩外展等长训练（0°/45°/90°）	3×6~10s 保持 / 动态	3	6~10
Sahrmann 足跟点地训练	8~12	3	30
蚌式抗阻训练	8~12	3	30
侧卧钟表式摆腿	8~12	3	30
俯卧伸髋	8~12	3	30
核心能力课程 2			
瑞士球俯卧 / 仰卧侧滚	8~12/ 姿势	2	30
瑞士球桥式运动	8~12	3	30
瑞士球蹬伸训练	8~12	3	30
瑞士球冲刺式训练	8~12	3	30

表 7　下肢训练课程

	重复次数	组数	休息间隙（秒）
下肢训练课程 1			
弹力带抗阻踝背伸、跖屈	15~25	4	30
普拉提床上深蹲	15~26	4	30
普拉提床上深蹲	15~26	4	30
下肢训练课程 2			
自重深蹲	8~12	3	30
自重侧蹲	8~12	3	30

案例 1：盂唇损伤的术后康复（续）

表 8　肩关节训练

	重复次数	组数	休息间隙（秒）
肩关节课程 1（1~2 次 / 日）			
Blackmanns 靠墙训练（5/7，9/3，11/1）	3×5s（在每一水平保持）	3	30
靠墙肩胛骨固定（肩内旋约 90°）	5~8	2	10
靠墙肩胛骨固定（肩外旋 30°）	5~8	2	10
滑墙（10 - 2）	30s	2	10
侧卧夹推	5~8	3	30
侧卧外旋	8~12	3	30
侧卧外展至平行	8~12	3	30
肩后缩 / 前伸推墙	8~12	3	30
站立位肩袖内旋 / 外旋训练	8~12（每个动作）	3	30
地上角度训练	10~15	3	10
肩关节课程 2（上午）/ 日			
长椅上俯卧游泳训练	5~8	4	10
俯卧位撑哑铃划船、旋转和上抬	4~6	6	30
BOSU 球推（手膝位或平板支撑位）	12~15	2	30
仰卧位瑞士球上肩回环	6（每个方向）	3	30
肩胛骨前冲训练	10~12	3	30
肩关节课程 2（下午）3~4 次 / 周			
俯身划船	4~6	6	30
耸肩和肩回环	4~6	6	30
肩关节外展（缆绳 / 弹力带）	4~6	6	30
阿诺德上举（自重或轻重量）	4~6	6	30
卧推	4~6	6	30
肱二头肌弯举	4~6	6	30
肱三头肌伸展	4~6	6	30
沉肩	4~6	6	30
器械下拉 / 辅助引体向上	4~6	6	30
肩关节课程 3（与肩关节课程 2 交替使用）			
上举瑞士水球	15~18	3~4	30
单臂推和跨步	15~18	3~4	30
斜线伐木机训练	15~18	3~4	30
动态伐木训练	15~18	3~4	30
仰卧位接抛球（可进阶至蹦床上）	15~18	3~4	30
瑞士球俯卧爬虫训练（2 个球）	6（每一侧上肢）	2	30

肘、腕与手

解剖及相关病理学（图 17~22）

肘关节是一个类似于改良后的铰链关节，由肱骨远端、桡骨和尺骨组成。肘关节的活动范围从伸展 0°（舞者大多具有过于常人的柔韧性，肘关节伸展角度可能大于 10°）到屈曲 135° 左右，同时伴有尺骨小范围的轴向旋转活动。肘关节由内（尺）、外（桡）侧副韧带支撑，并由薄弱的关节囊包裹。

肘关节的屈曲动作由跨过肘关节前侧的肱肌、肱二头肌和肱桡肌完成。伸展则由后侧的肘肌和肱三头肌完成。桡尺关节由上下（远端、近端）两个关节面组成，旋前角度约为 70°，旋后角度为 80°，这些动作通过旋前圆肌、旋前方肌、肱二头肌和旋后肌完成。就舞蹈而言，由旋前到旋后的前臂旋转动作，需要 100° 左右的功能性活动范围才可以满足专项需要。

腕关节是个复杂的区域，它由组成远端桡尺关节（distil radioulna joint，DRUJ）的 2 根前臂长骨（桡骨和尺骨）和腕关节的 8 块骨骼构成。这 8 块骨骼与掌骨相连接。桡腕关节可以进行屈曲、伸展、尺偏、桡偏和环转运动。这些都是通过附属运动来实现的，特别是通过腕中关节的滑动。腕关节由腕固有韧带加厚的纤维囊支撑，且腕固有韧带将 8 块腕骨相连接。腕关节的背侧有舟月韧带和月三角韧带的背侧部分，以及舟三角韧带与舟大小多角韧带。在掌侧，可见舟月韧带与月三角韧带的掌侧部分，以及舟三角韧带、桡侧副韧带、尺侧副韧带、舟大小多角韧带与前臂骨间韧带。腕骨、尺骨、桡骨通过外周韧带相连接，在背侧，有桡三

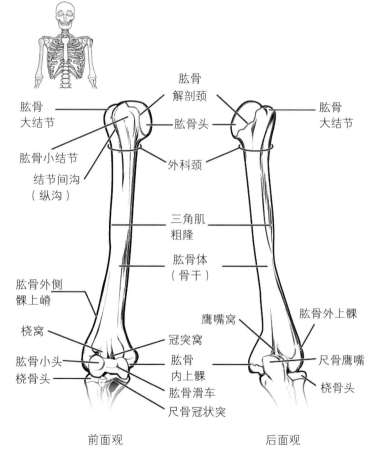

图 17　上肢与肘的骨性解剖

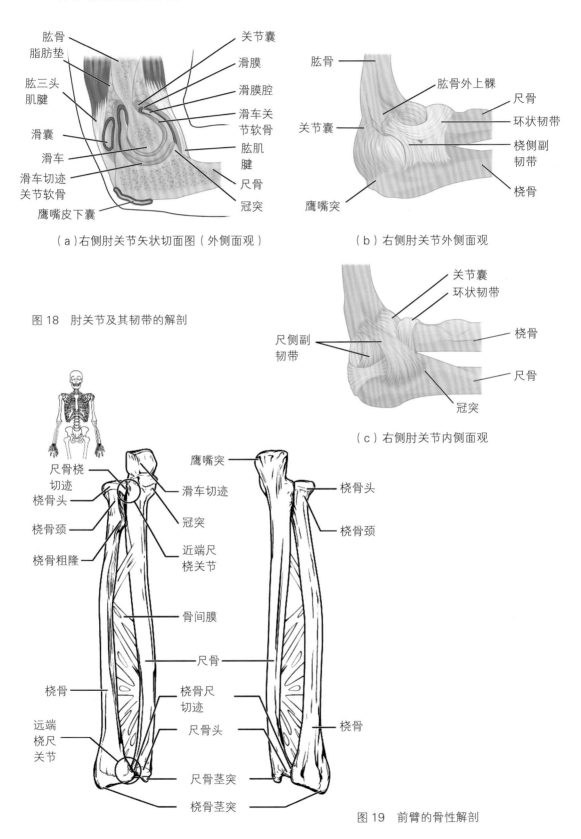

肱骨
脂肪垫

肱三头
肌腱

滑囊

滑车

滑车切迹
关节软骨

鹰嘴皮下囊

关节囊

滑膜

滑膜腔

滑车关
节软骨

肱肌
腱

尺骨

冠突

（a）右侧肘关节矢状切面图（外侧面观）

肱骨

关节囊

鹰嘴突

肱骨外上髁

尺骨

环状韧带

桡侧副
韧带

桡骨

（b）右侧肘关节外侧面观

图 18　肘关节及其韧带的解剖

关节囊

环状韧带

尺侧副
韧带

桡骨

尺骨

冠突

（c）右侧肘关节内侧面观

尺骨桡
切迹

桡骨头

桡骨颈

桡骨粗隆

桡骨

远端
桡尺
关节

鹰嘴突

滑车切迹

冠突

近端尺
桡关节

骨间膜

尺骨

桡骨尺
切迹

尺骨头

尺骨茎突

桡骨茎突

桡骨头

桡骨颈

桡骨

图 19　前臂的骨性解剖

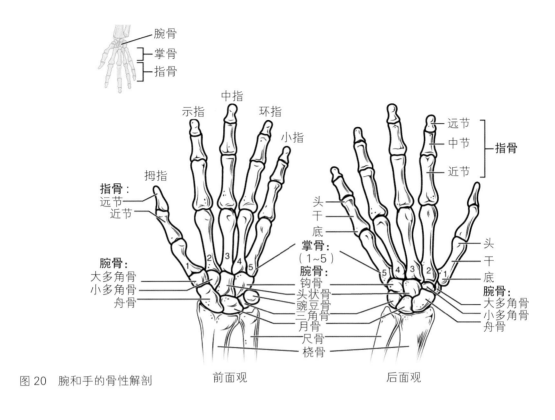

图 20 腕和手的骨性解剖

前面观　　　　后面观

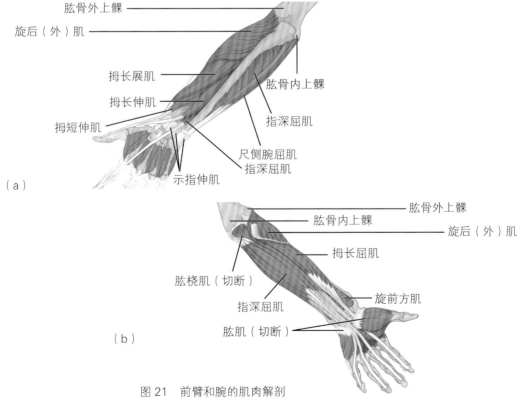

图 21 前臂和腕的肌肉解剖

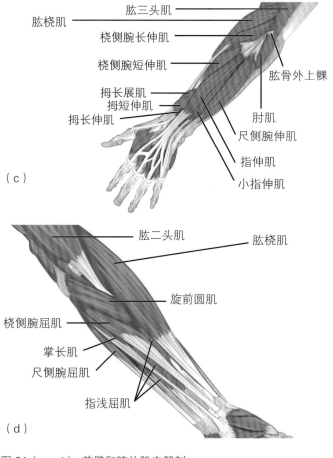

图 21（c、d） 前臂和腕的肌肉解剖

角骨间韧带（dorsal radiotriquetral ligament, DRT）与尺三角骨间韧带；在掌侧，有桡舟头骨间韧带（radioscaphocapitate ligament, RSC）、桡月三角骨间韧带，桡舟月骨间韧带（radioscapholunate ligament, RSL）、短桡月韧带（short radiolunate ligament, SRL）、尺月韧带（ulnolunate ligament, UL）及掌侧尺三角韧带（ulnotriquetral ligament, UT）。

腕关节可以通过尺侧腕屈肌、桡侧腕屈肌、掌长肌等屈肌群和桡侧腕长伸肌、桡侧腕短伸肌、尺侧腕伸肌群等伸肌来完成屈伸运动。

发病率、疾病诊断与损伤管理

芭蕾舞中肘关节受伤的概率很低，现代舞者的肘部同样具有发病率低的特点。舞蹈中罹患肘关节损伤的病例，其损伤大多与地面动作相关，且多为外伤。高处跌落会导致肘关节发生后侧脱位。考虑到此类损伤的高危性，在给予患者 X 线检查后，需要尽早对其进行复位处理。本书未涉及详细的入院前护理内容，但这些知识应是临床在读研究生的必备知识。值得关注的是，肘关节复位术需要在肘关节屈曲 45° 的长轴牵引的条件下进行。此外，对于复位前后肘关节血管损伤的评估也尤为重要。

跌倒时手撑地可能导致桡骨头、肱骨头或肱骨颈骨折。这种挤压类的损伤也会导致近端肱桡关节或肱尺关节的损伤。若肘关节跌落时处于伸展位，会导致肘关节脱位或冠突骨折，从肘关节后侧经过的尺神经也可能受到挤压而损伤。双人舞男性舞者可能会出现常见的前臂屈肌或伸肌腱病变。肌腱病发病也与舞者在健身房中的综合训练及力量训练有关，并不是舞蹈特有的疾病。高处跌落伤会导致一些骨损伤，如肱骨髁上、鹰嘴或桡骨头骨折等。考虑到以上区域的损伤出现并发症的概率较高，我们推荐进行早期检查并接受专业的骨科建议。

在舞蹈中，包括豌豆三角韧带和月三角韧带扭伤在内的腕关节扭伤或其他腕手损伤的发病率较低。就地面动作的特点来说，损伤时，要排查手舟骨、舟月韧带以及三角纤维软骨复合体（triangular fibrocartilage complex, TFCC）等部位的损伤情况。Watson 试验可用来评估舟月韧带断裂，以及背伸或尺偏时伴发旋转和 TFCC 处超负荷应力的情况，有助于指导恰当的解剖位置管理。地面动作可能会使现代舞者重复受伤，产生慢性腕关节痛，针对此类情况，医务工作者要检查其月骨的状况，排除金伯克病或月骨缺血性坏死的发生。

高处坠落同样是桡骨、尺骨远端损伤的潜在风险因素。需要仔细评估尺骨基底部与 TFCC 之间的关系，以建立远端桡尺关节的稳定性。

双人舞对专业能力要求很高，需要肩关节良好的力量与控制能力和手的握力，以确保对舞伴的稳定支持。手持式测力仪是确定患侧和健侧非特异性握力不对称缺陷的有效辅助工具。如果作为筛查过程的一部分使用，可以提供更客观的结果，从而减少舞者手臂、肘部和腕关节受伤的风险。在这些筛查中，也需要重视性别、专项能力以及舞种等方面。

腕关节扭伤的康复需要考虑到双人舞及地面动作有时需要腕关节完全伸展的这一特点。在物理治疗中，重视恢复关节活动范围与发展功能力量训练，对解决因慢性腕关节扭伤残留的关节僵硬问题十分有效。

与其他运动相比，虽然手部与手指基底部的损伤在舞蹈中不太常见，但不同舞种和舞蹈编排对此类损伤的发生仍会产生影响。其中相对罕见的情况是发生桡骨茎突狭窄性腱鞘炎，该病患者呈现握拳尺偏试验阳性。在舞蹈中发生该病的潜在原因包括像《罗密欧与朱丽叶》舞台上的剑术动作。拇长展肌和拇短伸肌穿过桡侧腕伸肌引起的交叉综合征的发病率更低。在双人舞中，拇指可能会因与舞伴接触而受力或勾在服装上被拉扯，而使第一掌指关节的尺侧副韧带有扭伤的危险。在大多数运动中，损伤早期会佩戴保护性支具，比赛早期也会进行包扎，但在舞蹈中却不能这样做。舞蹈中的服饰与道具对剧情与故事信息的传达有很大的影响，即使只是简单的拇指包扎，在舞台上可能也会被禁止。

含有地面动作的舞蹈编排在现代舞中更加常见，不管是在现代舞还是双人舞中，这都会使包括掌骨骨折或指骨骨折等手指损伤的风险增加。

患者对手指部位复杂的解剖知识的基本了解，有助于协助临床医师进行诊断与病理学判断。手指的运动通过掌指关节、近端指骨间关节与远端指骨间关节完成。掌板由附着在致密纤维结缔组织上的副韧带组成，认识掌板的存在和作用很重要。由于关节的运动，这些组织就像"风琴"一样随着手指屈曲而形变。在手指出现损伤的时候，通常需要考虑掌板的完整与否。虽然掌板损伤在舞蹈中并不常见，但手指过度伸展或脱位导致的掌板断裂却需要早期干预。在治疗初期，夹板固定可以有效地防止屈曲畸形出现。且夹板需要持续佩戴，以减少异常屈曲角度。中央腱束（背侧伸肌腱于近端指骨间关节的延伸部分）损伤常见于掌板损伤。

远节指骨受到直接撞击可导致伸肌腱的强力屈曲损伤，产生槌状指。槌状指的出现说明存在肌腱的断裂或是轻微的撕脱骨折。同样，可以使用夹板即刻进行固定。球衣指是舞蹈中一类更罕见的屈肌腱损伤。损伤后的手指会保持伸展的状态。如果疑似肌腱损伤，应立即寻求骨科医师的帮助。双人舞中也可能出现副韧带损伤，使用夹板"兄弟捆绑"法固定相邻手指在愈合初期通常很有效，但在后面的康复阶段则需注意复查。

第八章

腰部、骨盆、髋关节和腹股沟损伤

正常的日常功能活动中，腰椎骨盆带发挥着主要的力矩转换器的作用。进行托举动作时，地面反作用力指向头部方向，轴向力指向尾端方向。骨骼形态、韧带支撑和肌肉结构使身体能够完成非凡的任务。舞蹈演员以超越极限的活动范围而出名，其中大部分灵活性受髋关节和腰椎－骨盆带的影响（照片 95）。众所周知，活动范围增加会降低身体相应部位的内在稳定性，对腰椎－骨盆带的影响更大。在骨骼仍处于发育阶段进行训练，可能会对骨骼形态造成潜在的改变，如可能会出现股骨后倾，进而改变腰椎－骨盆带的复杂生物力学线。此外，腰椎－骨盆带的稳定性问题可能会对所有下肢损伤造成影响。理解这些变化和挑战对于与舞蹈演员一起工作的临床医师来说至关重要。

腰部和骶部

解剖结构与相关病理学

与脊柱的所有部位一样，腰椎关节突关节面的方向决定了该部位的运动性质（图 22）。腰椎关节突关节面朝上接近 90°

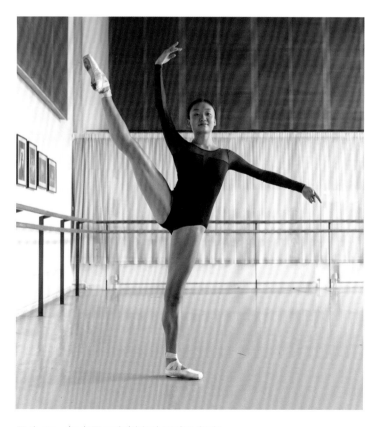

照片 95　舞者展示向侧方外展髋的舞姿

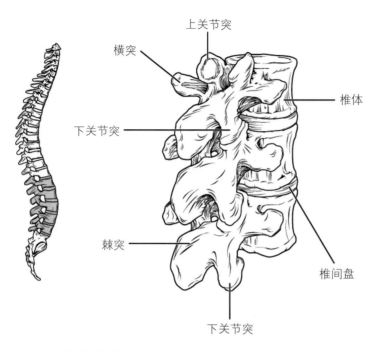

上关节突

横突

椎体

下关节突

棘突

椎间盘

下关节突

图 22　腰椎的骨骼解剖

仔细监测和评估力学变化。与屈曲和伸展不同的是，有限的轴向旋转运动和侧向屈曲运动在腰部的不同节段分配较为均匀。

椎间盘用于分隔和连接椎骨节段。椎间盘由中央髓核和周围纤维环组成。椎间盘与椎骨的透明软骨终板相连。舞者椎间盘病变的发病率相对较低，大多数病例发生在腰部。

尽管椎间盘问题在男性和女性舞者中都可能出现，但男性舞者在托举后更可能出现急性椎间盘突出（图23）和椎间盘游离。这种更高的发病率可以反映出当代托举项目的本质，现代芭蕾和交际舞也出现了具有生物力学挑战性的托举动作。虽然舞蹈中不常报道终板损伤，但它却是腰痛鉴别诊断需要考虑的方面。

垂直，因此与旋转相比，腰椎可进行更多的屈曲和伸展运动。通常来说，腰骶部椎体为腰椎屈伸运动提供了最大的活动范围。

舞者的腰椎运动模式通常会有所改变，表现为她们的上腰段伸展范围更大，而中腰段的运动幅度非常有限，然后在骶部再次出现过度活动。这种运动模式以上腰段为连接点，而又无法有效控制过度活动节段的力，可能会使此处受到损伤；已有上腰段椎体峡部（椎骨之间形成的骨柱）存在骨折的案例报道。女舞者在 RED 中需要挑战更大的伸展范围可能和女性的三联征问题相关，女性芭蕾舞者应力性骨折的患病率更高，当然男舞者也同样会遭受应力性骨损伤。此外，也还有舞者中脊椎滑脱的报道。当出现腰椎症状时，需要

在分析腰部的生物力学时，把骨盆的影响考虑在内是很重要的，骶髂关节在促进躯干和下肢运动方面的作用可能被低估。此外，由于舞蹈的性质，舞者承受的地面作用力会更多地沿着下肢向上传递，而不是轴向负重。就腰部所承受负荷的程度和性质而言，髋关节和骶髂关节在力矩转换中的作用至关重要。

用一个简易负荷模型可以演示地面反

作用力是如何沿着下肢向上传递的，这种力可以被相关关节和肌肉控制或吸收，特别是通过髋关节的外旋力矩和通过骶髂关节的内旋力矩还极大地影响了腰部及以上部位所受到的合力。康复计划可以通过控制髋关节和骶髂关节来减轻腰部的负荷。骶髂关节（图24）由骶骨组成，骶骨是位于两髂骨之间的三角形骨。该部位的稳定性通过形闭合和力闭合来实现，静态稳定结构和动态稳定结构及其相互作

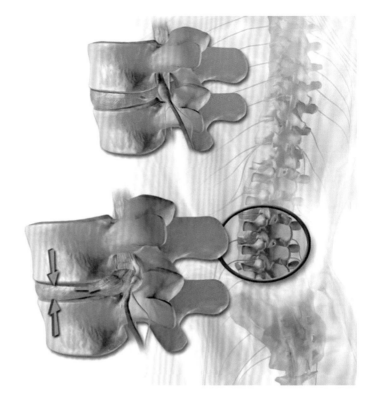

图 23　腰椎间盘突出示意图

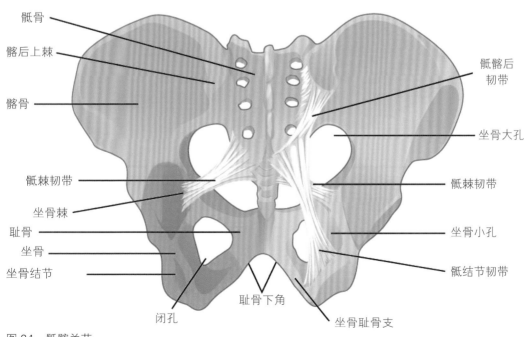

图 24　骶髂关节

用，为支撑骶髂关节运动提供了稳定的基础。静态稳定结构包括骨骼结构和骶结节韧带在内的韧带结构。

触诊骶结节韧带时产生的压痛提示骶髂关节"不稳定"。需要激活骨盆关键肌群以支撑形闭合。门斯等人开发了一种用于产后女性骶髂关节不稳的简单测试。试验要求患者仰卧，并主动直腿抬高 5 ~ 15cm。如果患者感到疼痛或自述两腿之间存在力量或功能差异（通常描述为一条腿在抬起时感觉"较重"），则记录为试验阳性。若要再次验证这一点，可以用手稳定骨盆，为骶髂关节提供力闭合，通过外力提升稳定性后，重复测试来检查症状是否有变化。

骶骨（相对髂骨）的运动被描述为章动（屈曲）和反章动（伸展）。髋关节屈曲时，骶骨应该在屈曲腿的一侧章动（如同点头动作）。在髋关节伸展时，骶骨应该在伸展腿的一侧反章动（如同仰头动作）。在章动运动中，背侧长韧带松弛，而在反章动运动中，背侧长韧带绷紧。屈髋状态下骶骨运动的临床评估方法较为简单，要与对侧比较观察是否存在屈曲活动度增加或运动受限。这两种情况都为该部位的稳定性和可能影响症状或产生损伤倾向的生物力学变化提供了重要参考。评估时，医务人员将左手拇指放在患者的左侧髂后上棘，右手拇指放在骶骨上，指示患者将左膝抬高至 90° 屈髋位。然后，将髂骨的运动模式（两拇指间相对运动）与站立时右髋屈曲至 90° 进行比较，功能障碍可能表现为髂骨运动受阻或向上运动。

骶髂关节的动态稳定结构包括肌筋膜链。骶髂关节的关键肌筋膜链包括：纵链、后斜链和前斜链。纵链包括多裂肌（附着于骶骨）、胸腰筋膜和股二头肌长头及其在骶髂关节骶结节韧带的附着点。后斜链包括背阔肌和臀大肌，而前斜链包括胸肌、腹内斜肌、腹外斜肌和腹横肌。

脊柱的运动是由许多结构和节段共同产生的，大部分普通人群都有腰痛的经历，运动员和舞蹈演员亦是如此。舞蹈的本质会给这个部位增加特殊的压力。对于男舞者来说，在和搭档合作的过程中做托举动作时，腰部可能承受额外的负荷。在舞蹈中，尤其是在芭蕾舞中，男女舞者通常都需要进行腰椎过度伸展的动作。对经常达到极限活动范围的女舞者来说，腰椎过度伸展还与髋关节的伸展（阿拉贝斯克舞姿）结合在一起（照片 96）。年轻或发育中的舞者会存在骨应力性损伤的风险。

跳跃时腰部承受的负荷也是舞蹈项目中非特异性腰痛增加的原因之一。由于许多舞蹈风格采用"翻转"姿势，需要评估力是如何沿着运动链向上传递的，传递顺序一般从腿部开始，通过髋关节和骶髂关节部位到腰部。如果启动正确，翻转在外旋肌作用下从髋关节开始。髋外旋肌也负责通过维持骶髂关节的稳定来提供腰椎骶骨部位的动态稳定性。以上都是舞者训练和康复的重要组成部分。

腰椎 – 骨盆带的康复

在制订腰部康复方案时，要考虑腰

椎 – 骨盆复合体（图 25）的整体和受力（地面反作用力和轴向力）。这对于评估骶髂区如何承受内旋力矩和髋部如何承受外旋力矩尤为重要。此外，还应考虑到影响腰背痛的生物 – 心理 – 社会因素。

在神经肌肉康复部分，早期阶段的重点是建立骶髂和腰部稳定性。产后主动直腿抬高试验（门斯试验）是检查骶髂关节不稳的一个常用方法。患者仰卧位，双腿主动直腿抬高至 15cm 左右，比较每条腿抬高时的力量是否不同，或是否引起任何不适或疼痛。随后，临床医师在骨盆前部、侧部或后部对骶髂关节施加压力，对骨盆进行手动稳定，

如果患者主观肢体疼痛和"沉重感"减轻，能证实骶髂关节稳定性影响腰椎 – 骨盆带的机械负荷或造成疼痛激惹。此外，通过闭合力对症状或骶髂稳定性进行测试有助于确定形闭合的影响。因此，它有助于建立康复或训练的早期神经肌肉成分特性和测试基线。髋伸肌、髋外旋肌、臀大肌和臀中肌也维系着骶髂关节的稳定性。

髋关节伸展和外旋的等长收缩训练在整个康复过程中起着双重作用，通过患者自身肌肉工作来提高骶髂关节的稳定性。肌肉交互抑制的性质决定了臀大肌的激活，可能有助于减少髂腰肌群的过度激

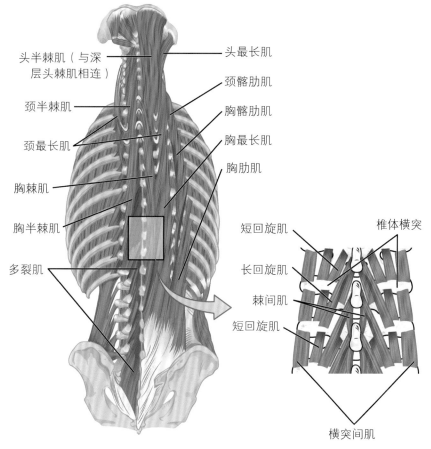

头半棘肌（与深层头棘肌相连）
头最长肌
颈半棘肌
颈髂肋肌
胸髂肋肌
颈最长肌
胸最长肌
胸棘肌
胸肋肌
胸半棘肌
短回旋肌
椎体横突
长回旋肌
多裂肌
棘间肌
短回旋肌
横突间肌

图 25　脊柱肌肉解剖示意图

活，这种过度激活通常见于舞者对腰痛的高张力保护反应。神经肌肉训练内容的实施也可用于解决所有已观察到的运动能力问题。使用常规运动测试有助于识别未实现最佳运动模式和控制的部位。

在评估腰痛潜在原因时，对所有力量不足的评估都需要包括对后链在内的评估。虽然在舞蹈中采用像以奥运会举重项目为代表的"典型"力量训练仍然受争议，但后链和躯干伸肌力量不足在腰痛中的作用已经明确，在制订康复和预防方案时应考虑在内。

康复计划中的功能整合部分需要注意处理通过病史采集已经确定的可能诱发疼痛的功能活动，以及可能导致腰椎整体负荷过大的部位。这应包括男性舞者的托举技术分析，需要评估肩部的稳定性和活动度，以及在负荷下保持腰椎和胸椎曲度的能力。如果有必要评估跳跃运动，那么对踝关节活动范围和背伸控制的评估（包括临床和功能上）将有助于评估舞者在跳跃运动中控制足跟下沉的能力。这种控制能力对于落地的生物力学和后续的力量传递有重要作用。

案例 2：非特异性腰痛

一名男性古典芭蕾舞演员，在一次托举后持续腰部疼痛。没有红旗征。实施了一项为期 6 周的康复计划（表 9~11），旨在稳定腰椎的同时提升托举功能。尤其强调发展肌筋膜链。

表 9　腰痛早期康复计划

第 1 阶段（2 周）	时间（秒）	次数	组数
制动			
泡沫轴滚动放松	20~60		
神经肌肉易化——等长训练			
屈髋 90° 时的髋等长伸展训练	8	8	2
屈髋 90° 时的髋等长外旋训练	8	8	2
Sahrmann 腹斜肌练习	8	8	2
Sahrmann 足跟点地	8	8	2
离心 / 力量训练			
向心收缩			
瑞士球桥式运动		10	2
瑞士球俯卧躯干伸展		10	2
离心收缩			
瑞士球仰卧躯干旋转		10	2
功能整合			
平板——3 点支撑（单个肢体交替上抬）		8	2
4 点跪位超人式	30	1	1

表 10　腰痛中期康复计划

第 2 阶段（2 周）	时间（秒）	次数	组数
制动			
泡沫轴滚动放松	20~60		
神经肌肉易化——等长训练			
屈髋 90° 时的髋等长伸展训练	8	8	2
屈髋 90° 时的髋等长外旋训练	8	8	2
Sahrmann 腹斜肌练习伴足跟抬高	8	8	2
Sahrmann 足跟点地伴滑行	8	8	2
躯干等长保持训练（前面、后面、侧面）	8	8	2
离心 / 力量训练			
向心收缩			
瑞士球坐位阿诺德推举		10	2
侧卧髋内外旋		10	2
离心收缩			
直腿弓身		10	2
功能整合			
单腿罗马尼亚硬拉		8	2
俯卧两头起		8	2
推拉训练		8	2

表 11　腰痛末期康复计划

第 3 阶段（2 周）	时间（秒）	次数	组数
制动			
泡沫轴滚动放松	20~60		
神经肌肉易化——等长训练			
躯干等长保持训练（前面、后面、侧面）	20	2	1
拉战车式训练（前面、后面、侧面）		8	2
离心 / 力量训练			
向心收缩			
俯身杠铃划船		10	2
侧卧髋内外旋		10	2
离心收缩			
反向倾斜引体向上		10	2
功能整合			
罗马尼亚硬拉		5	2
水球蹲肩上举		8	2
水球推举和跨步		8	2

虽然骨盆前部的损伤发生率要低得多，但仍需要评估。评估腹直肌附着的下腹肌劳损还需要探索，并需要与髋关节和躯干屈曲病变的其他来源及髂腰肌和股直肌劳损相区别。由于其起源于耻骨支，内收肌群的牵拉不仅可引起 MRI T2 加权的高信号变化，提示骨性受累，也可能导致耻骨联合受激惹发展成为耻骨炎。

髋关节和腹股沟

解剖学和相关病理学

髋关节是由骨盆的髋臼和股骨头组成的球窝关节（图 26、27），通过球窝关节实现屈伸、外展、内收、内旋和外旋。髋臼是一个凹陷的臼，本身较浅，被软骨质的盂唇加深，从而增加了髋臼的凹度。衔接处受到各种形态变化的影响。不同人髋臼的位置和深度各不相同，这对短期和长期的损伤风险都有影响，并可能在以后的生活中发生继发性变化。同样，在股骨部分，股骨颈倾斜角的变化可影响生物力学和损伤风险。除了对髋关节产生影响，还会影响膝关节、骶髂关节和腰椎。

通常情况下，在检查舞蹈演员的骨密度时，会发现其腰椎的骨密度比股骨颈部的骨密度低，这是由舞蹈活动的承重性特征造成的。尽管如此，股骨应力性骨折在舞蹈中仍然广泛存在。作为整体评估的一部分，需要探索 RED 潜在存在的可能性，

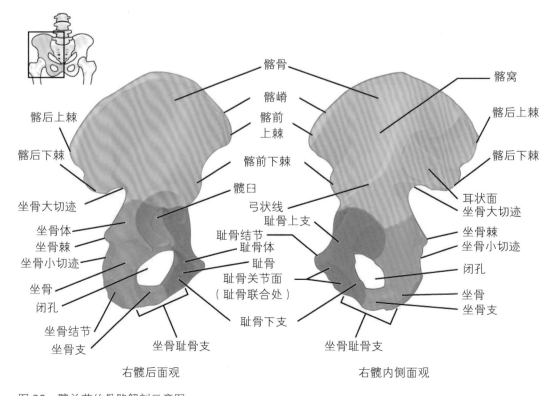

图 26 髋关节的骨骼解剖示意图

右髋后面观

右髋内侧面观

髂骨　髂窝　髂嵴　髂前上棘　髂前下棘　髂后上棘　髂后下棘　髋臼　弓状线　耻骨上支　耻骨结节　耻骨体　耻骨　耻骨关节面（耻骨联合处）　耻骨下支　坐骨耻骨支　耳状面　坐骨大切迹　坐骨棘　坐骨小切迹　闭孔　坐骨　坐骨支　坐骨大切迹　坐骨体　坐骨棘　坐骨小切迹　坐骨　闭孔　坐骨结节　坐骨支

特别是在能量可用性较低时对闭经的影响。通常情况下，发生在股骨颈部的髋关节应力性骨折是以压缩应力为主的，可以不用手术治疗。然而如果是拉力和剪切力下的断裂则可能需要进行手术，这要听取骨科医师的建议。虽然髋部深层疼痛鲜有报道，但当面对一个出现髋部深层疼痛的舞者时，临床医师应注意患者髋部是否存在特发性骨质疏松症。

股骨的倾斜角度变化可以表现为在股骨前倾时向前，也可以表现为在股骨后倾时向后。根据汉密尔顿（Hamiltom）等人的说法，在舞者中其形态学上可能会出现更多的后倾变化。这可能是对年龄较小舞者进行天赋鉴定过程中的一部分评估内容，因为有股骨后倾的舞者髋关节会有更大的外旋。然而，由于在训练中股骨受到张力的影响，后倾的存在可能是一种后天形态学上的适应。汉密尔顿的研究表明，在11~14岁进行高强度的古典舞训练与股骨后倾之间存在着一定的关系。随着股骨后倾的出现，盂唇向内撞击的风险也随之增加，所以更多地了解和评估股骨后倾情况是很有必要的。

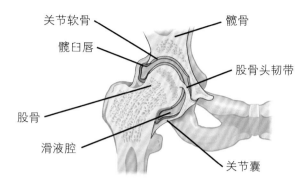

（a）右髋关节的冠状切面

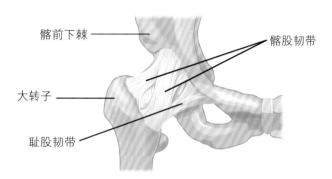

（b）右髋关节前面观（带关节囊）

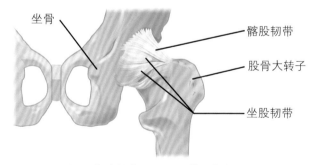

（c）右髋关节后面观（带关节囊）

图 27　髋关节的解剖和韧带

髋关节周围包绕着关节囊和韧带（髂股韧带、耻股韧带、坐股韧带），为髋关节提供了极佳的关节稳定性，作用于髋关节的深层和浅层共 22 块肌肉进一步增强了其稳定性。髋关节的主要屈肌是髂腰肌（图28），由腰大肌、腰小肌和髂肌组成，起于

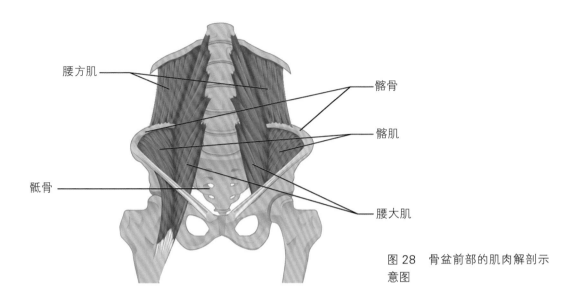

腰方肌

髂骨

骶骨

髂肌

腰大肌

图 28　骨盆前部的肌肉解剖示意图

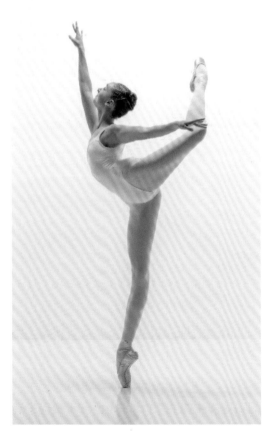

照片 96　鹤立式下的阿拉贝斯克（柯斯蒂·沃克摄）

T12~L5，止于小转子处，起止点是舞者的多种疼痛和病变的评估重点，其中就可能包括其对腰段起点或对髋关节前部和盂唇的影响。

髋关节屈曲还有缝匠肌、股直肌和阔筋膜张肌参与，所以在研究屈曲性疼痛和损伤的影响时，需要考虑这些结构（图 29）。髋关节和大腿的肌肉与阔筋膜张肌有着相连续的关系，阔筋膜张肌由于其非弹性的性质，可以通过包裹肌肉来提高髋周肌肉的收缩效率。弹响髋综合征在舞蹈中并不少见，既可以发生在髋关节内侧，也可以发生在髋关节外侧。内侧弹响是由于髂腰肌腱在髋关节前部捻动引起的。外侧弹响则是由于髂胫束在大转子上捻动引起的，髋外侧会感到疼痛。这会导致股骨与髂胫束之间的滑囊受到摩擦或刺激，在舞蹈中就会发生股骨大转子滑囊炎。虽然排查髋关节其他并存的病理问题很重要，但大转子是囊外结构，因此大转子滑

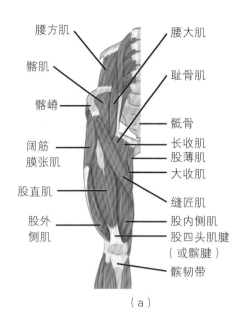

（a）

图 29　髋关节和大腿的肌肉解剖示意图

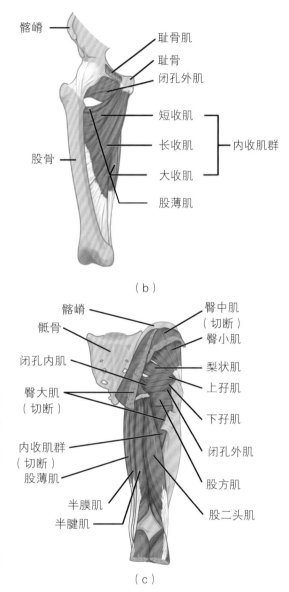

（b）

（c）

囊炎通常单独出现，而不像髂腰肌滑囊炎那样与盂唇病变有很大的相关性。关节囊滑膜炎也可能发生，因为在舞蹈中会有极具挑战性的力量作用在这个关节上。

　　臀大肌是重要的髋伸肌。大收肌作为髋关节屈曲时的另一块关键伸肌却常被忽视。应该认识到舞者的髋关节伸展常通过腰部伸展来完成，一般包括上腰部伸展，如阿拉贝斯克等动作。这种双重伸展可以作用于腰肌的起点导致腰椎区域的压缩，或者通过腰肌和小转子间的连接使张力对髋关节前侧和盂唇形成压力。

　　髋关节各肌肉的作用可能因关节所在的位置差异而发生变化。髋伸展位时，髋外展是通过臀中肌和臀小肌实现的，但当髋关节屈曲时，它们与阔筋膜张肌一起发挥着内旋肌的作用。髋部有 6 个主要的外旋肌，包括发挥髋伸展作用的梨状肌，其他旋转肌为上孖肌、闭孔内肌、闭孔外肌、下孖肌和股方肌。考虑到古典芭蕾舞中髋关节在翻转动作中的重要性，因此也就成了检查的重要部分，即检查损伤的可能性及其对生物力学和后续动力链的影响。髋内收是通过闭孔外肌和与骨盆耻骨支相连的内收肌群实现的。内收肌群由大收肌、短收肌、长收肌、耻骨肌、股薄肌和闭孔外肌组成。同样，髋关节屈曲的角度决定了哪块肌肉是主要内收肌：大收肌在屈髋0°～60°时工作，长收肌从屈髋60°开始工作，耻骨肌在屈髋90°时工作。

鉴于舞蹈动作的性质，特别是转身动作，髋关节的良好控制是至关重要的。髋内收肌为髋关节外展提供了一个平衡杠杆。在一些运动人群中，内收肌腱炎可能很普遍。在舞蹈中，可能由于时间的推移，内收肌群对负荷的承受能力不足，或为了控制髋关节外展时"失控"产生部分过载的代偿性激活，造成内收肌腱炎（表12）。内收肌疼痛需要同腹膜后壁损伤相鉴别，后者会在腹股沟韧带或股骨三角附近的腹斜肌中发现小撕裂。也需要针对股神经的潜在压迫进行评估，股神经的潜在

压迫会导致腹股沟区疼痛，但不会出现腹斜肌撕裂的结构性损害。在这个部位不要忽视股骨颈的应力反应或骨折。处理股骨颈应力损伤时要立即解除压力。了解潜在的骨应激风险，包括维生素 D 状态、骨密度和月经情况很重要。

对舞者内收肌腱炎的治疗包括内收肌的离心负荷训练，并改善髋关节外展和外旋控制。类似的方案也可用于耻骨炎的长期治疗。

撞击征

考虑到与普通人群相比，舞者的髋臼后倾、髋臼发育不良和股骨后倾的患病率较高，髋关节撞击综合征（femoral-acetabular impingement syndrome, FAI）显然成为一个重点关注的损伤，其在芭蕾舞演员中更为普遍。在运动人群中，这种撞击征

表 12　内收肌腱炎康复方案

肌腱病康复方案	时间（秒）	次数	组数
制动			
泡沫轴滚动放松——股四头肌、腘绳肌、臀肌	20~60		
神经肌肉易化——等长训练			
侧卧、屈髋、髋外旋位的臀大肌 / 臀中肌等长收缩训练	8	8	2
内收肌在 0°、60°、90° 的等长收缩	45~60	4	2
离心 / 力量训练			
向心收缩			
侧卧内收肌负重"下降控制"	NA	15	3
内收肌收缩位控制离心下蹲	NA	15	3
功能整合			
侧平板支撑		12~15	3~4
滑雪式横向滑行		12~15/ 方向	3~4
蹭地腿怪物走		12~15/ 方向	3~4

可能是凸轮型、钳夹型或混合型。需进一步考虑是否存在髋臼外缘损伤。就像踝关节后部的距后三角骨一样，这可能是髋关节骨性撞击的来源。骨骼变化引起的撞击可能会对髋臼造成损伤，作为潜在髋臼盂唇撕裂检查的一部分，需排除骨盆后部疼痛。在主动直腿抬高试验中，骨盆后部疼痛患者可能出现疼痛或沉重感。更重要的是，在进行髋关节挤压试验时会有背部疼痛。髋臼唇撕裂的患者通常会出现 C 字征，即手呈 C 字形放在髋部来缓解髋部疼痛。将病史、当前症状和临床表现与放射学结果（在本例中是关节磁共振成像或血管磁共振成像）一起进行综合判断是很重要的。与肩盂唇撕裂一样，标准 MRI 可能不足以识别髋关节损伤。并非所有盂唇撕裂都需要手术治疗，但需要对其内在和外在影响因素进行全面评估，以确定正确的护理途径。这可能包括非甾体抗炎药（nonsteroidal anti-inflammatory drugs, NSAIDs）与康复训练，以及在相关人员指导下的类固醇注射和手术等。

虽然骨骼形态在这些疾病的高发病率中起着关键作用，但由于舞者髋关节需要极限的活动范围（照片 97），因此肌肉平衡和最佳的生物力学是至关重要的。骶髂关节稳定性的评估是整体髋周评估的重要组成部分。代偿性过度激活的髂腰肌张力增高和骶髂关节稳定性下降之间有很强的临床相关性。过度激活的腰肌会对髋关节运动产生负面影响，并增加撞击征的发生

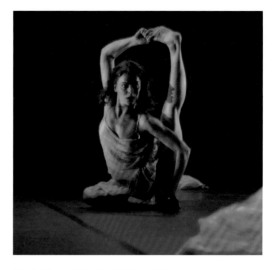

照片 97　罗西·凯舞蹈团的舞者

率，特别是做外展或阿拉贝斯克和芭蕾舞二位旁腿空中伸展和抬高动作时。这是一个复杂的部位，多个肌肉围绕骨盆相互作用。由于许多应力施加于骨盆前侧，这一区域的耻骨联合将产生应力，因而需要评估舞者耻骨联合的合并情况。

案例 3 中详述的康复计划用了 9 个月的时间，超出了这类手术预期的 4~6 个月的康复时间。延长时间是为了实现一些关键指标。髋臼撕裂是在临床上没有显著的骨形态改变的情况下出现的，如凸轮形或钳形撞击征，也没有外伤或刺激事件等损伤机制。因此，临床医师会怀疑是生物力学或者动作技术异常的原因。延长康复时间的目的是使关键阶段，特别是力量和动作技术训练阶段延长。在建立技术纠正过程中，实施支持性的训练计划对这些改变提升十分重要，并留出时间对所需的力量或爆发力改变成果加以巩固。

具体练习见表 13~19。

案例3：舞蹈中的髋关节撞击征

一名有髋关节撞击史的男性芭蕾舞演员，通过手术修复了髋臼唇。

表 13　上关节唇撕裂的康复计划

周数	1	2	3~4	5~8	9~12	13~16	17+
第 1 阶段——保护和准备（负荷）							
关节活动范围（CPM 10°~90°）（每 2 小时 1 次）							
关节活动范围（CPM 7°~115°）（每 2 小时 1 次）							
主动关节活动范围 – 踝背伸和跖屈（每小时 1 次）			2				
主动关节活动范围 – 屈髋 – 足跟滑移（每 2 小时 1 次）			2				
主动关节活动范围 – 髋关节旋转 – 控制下的屈膝下垂（每 2 小时 1 次）			2				
步态再教育 – 关注足跟 – 足趾和良好的骨盆对线			2				
核心训练课程 1（每天 1 次）							
静力性自行车（每天 1 次）							
第 2 阶段——关节活动范围 / 核心 / 本体感觉							
平衡训练课程（BIODEX、AIRex 垫、BOSU 球）（2× 天）							
力量训练准备（每天）							
泳池 / 水疗（如果伤口干净且愈合，则在 2 周后移除缝线）（每天）							
核心训练课程 2（每天）							
阶段 3——功能性力量和爆发力							
力量训练课程 1（3 × 周）							
爆发力训练课程 1（3 × 周）							
力量训练课程 2（3 × 周）							
专项技术训练（每天）							
第 4 阶段——功能整合							
分级							
排练							
演出							

注：CPM，被动持续活动

表 14 核心训练

核心训练课程 1	次数	组数	休息
外展肌等长收缩（0°/45°/90°）	3×（动作范围保持6~10秒）	3	6~10 秒
Sahrman 腹斜肌练习	7~12	3	30 秒
Sahrman 足跟点地（在髋关节活动范围内）	8~12	3	30 秒
髋关节屈曲 30° 的等长收缩（使用阻力带）	8~12	3	30 秒
髋关节伸展 10° 的等长收缩 （可行的情况下在足踝处负重）	8~12	3	30 秒
俯卧位伸髋（伸髋末端位等长收缩保持 5 秒）	8~12	3	30 秒
屈膝下落	8~12	3	30 秒

表 15 力量训练准备

力量训练的准备	次数	组数	休息
阻力带踝推拉练习	15~25	4	6~10 秒
4 点跪位超人式（对角线肢体抬起保持 10 秒）	8~12	3	30 秒
平板支撑	（3~5）×30 秒保持时间	3	30 秒
侧平板支撑	（3~5）×30 秒保持时间	3	30 秒
带负荷的等距髋关节推力器练习	（3~5）×30 秒保持时间	3	30 秒
反向臀肌 / 腘绳肌抬高	8~12	3	30 秒

表 16 进一步的核心训练

核心训练环节 2	次数	组数	休息
瑞士球俯卧 / 仰卧侧滚	8~12	2	30 秒
瑞士球平板支撑单腿抬高	7~12	3	30 秒
瑞士球桥式运动	8~12	3	30 秒
瑞士球蹬腿训练	8~12	3	30 秒
瑞士球腘绳肌拉	9~12	3	30 秒
瑞士球短跑模拟训练	8~12	3	30 秒

案例 3：舞蹈中的髋关节撞击征（续）

表 17 力量训练

力量训练课程 1	次数	组数	休息
普拉提训练器深蹲	15~25	4	30 秒
普拉提训练器屈曲位起身	15~25	4	30 秒
髋负重伸展 / 外推	3~6	4~6	30 秒
侧卧位负重髋内旋（90°）	3~6	4~6	30 秒
侧卧位负重髋外旋（90°）	3~6	4~6	30 秒
自重深蹲	8~12	4~6	30 秒
自重侧蹲	8~12	4~6	30 秒

表 18 爆发力训练

爆发力训练课程 1	次数	组数	休息
弹簧单高跷	30 秒	1	30 秒
单脚跳并保持（向前向后）	6~8	1	30 秒
单脚跳并保持（横向）	6~8	1	30 秒
深蹲纵跳	6~8	1	30 秒
侧向深蹲弹跳	6~8	1	30 秒
分腿蹲跳	6~8	1	30 秒
跳箱爆发跳（双腿至双腿）	6~8	1	1 分钟
跳箱爆发跳（双腿至单腿）	6~8	1	1 分钟
跳箱爆发跳（单腿至双腿）	6~8	1	1 分钟
跳箱爆发跳（单腿至单腿）	6~8	1	1 分钟
跳箱控制着陆（双腿至双腿）	6~8	1	1 分钟
跳箱控制着陆（双腿至单腿）	6~8	1	1 分钟

表 19 进一步的力量训练

力量训练课程（下午）	次数	组数	休息
罗马尼亚硬拉	3~6	5	1 分钟
前蹲	3~6	5	1 分钟
负重伸髋 / 外推	3~6	5	1 分钟
相扑式深蹲	3~6	5	1 分钟
侧蹲	3~6	5	1 分钟
土耳其起立	8~12	5	1 分钟

虽然舞者习惯于建立快速的动作模式变化，能快速学习并熟悉新的舞蹈编排，但这并不等同于力量的提升。作为康复计划和时间表的一部分，需要合理的时间分配来巩固生理上的力量变化。在舞蹈中实施"真正的"力量训练也是一个挑战，尤其是还要担忧肌肉肥大的问题。使用血流限制训练而非超负荷训练的"负荷时间"原则，有时能够解决这一问题。这可能涉及一系列针对性的练习：每组重复 30 次，再以 20%1RM 进行 3 组，每组重复 15 次。

在成功全面回归舞蹈之后，可以使用一个维持计划来保持对最佳生物力学的正确控制。计划组成通常从评估的关键要素中选择。表 20 是案例 3 中患者手术后康复所采用的维持计划。

表 20 成功的髋关节手术后康复维持计划

训练和进阶	递增性超负荷训练每组的重复次数	组数	组间休息
1. 侧卧伸髋等长训练	3~5/ 腿，保持 7 秒	2	间隔 3 秒
2. 侧卧髋外旋等长训练	3~5/ 腿，保持 7 秒	2	间隔 3 秒
3. 瑞士球直腿桥式运动	6~8	2	30 秒
4. 瑞士球反向桥式运动	6~8	2	30 秒
5. 瑞士球腘绳肌拉拖训练	6~8	2	30 秒
3. 侧卧抬腿（内旋）	6~8	3	30 秒
4. 侧卧抬腿（外旋）	6~8	3	30 秒
5. 3 点支撑弹力带提踵训练	6~8	3	30 秒
7. 阻力带怪物走训练	10/ 方向	2~4	
8. 弓步行走或站立平衡滑板车	8~10	2	30 秒

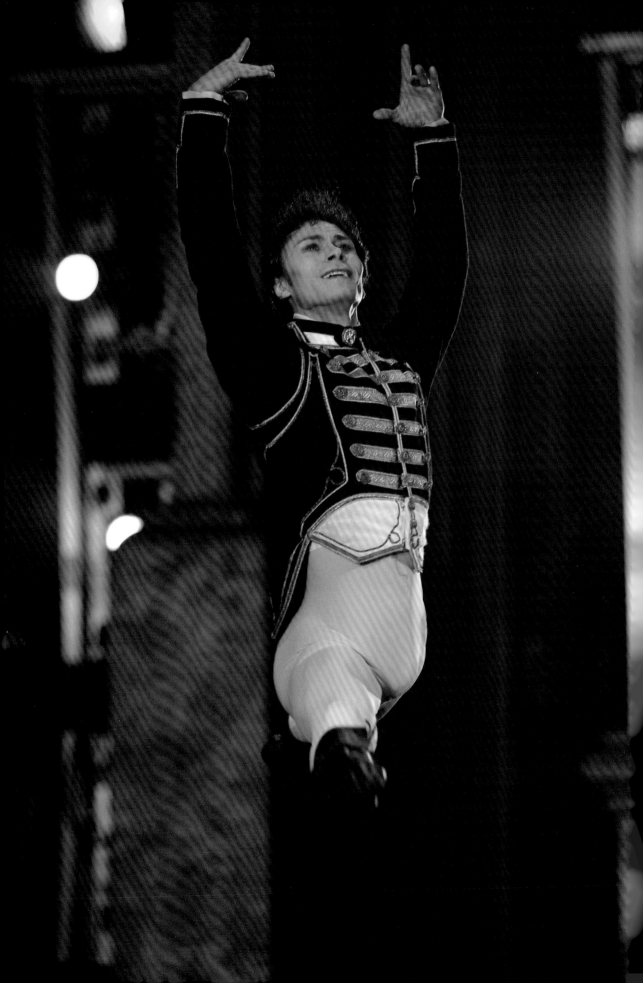

第九章

大腿和膝关节损伤

舞蹈的许多经典故事源于舞者能够产生的控制和力量，这与大腿和膝关节密切相关，因此该部分是舞蹈损伤的预防与康复中要考虑的关键问题。同大多数体育运动一样，膝关节容易因跳跃或滑倒而遭受撞击损伤，也会因反复负重而导致过劳伤。文献研究表明，膝关节的严重损伤，如前交叉韧带断裂，可能会增加骨性关节炎等继发性损伤的风险。因此，对于主治医师而言，在舞者完全康复之前意识到他们从这些损伤中受到的影响很重要。本章将回顾大腿和膝关节的解剖结构，讨论舞者可能遭受的损伤类型，提供可能的康复计划，并将其作为整体管理计划的一部分。

大腿

解剖及相关病理

同小腿一样，大腿也具有多个肌间隔。类似于小腿的肌间隔，将大腿分为前侧、内侧和后侧3部分。大腿前侧肌间隔内的肌群包括股四头肌（股内侧肌、股外侧肌、股中间肌和股直肌）和缝匠肌，负责膝关节的伸展动作。髂腰肌的止点也位于前侧肌间隔内。腰大肌为髋屈肌，人们普遍认为其激活角度约为髋关节屈曲90°时，但这也可能存在很大差别。髋屈肌劳损和撕裂在舞蹈中很普遍，明确此类损伤的来源十分重要，是制订诊断和管理策略的一部分。髋屈肌劳损可能源于髂腰肌，也可能源于股直肌，两者均位于前侧肌间隔内。

内侧肌间隔内含起于耻骨的内收肌群。腰椎骨盆的解剖结构包括耻骨联合，舞蹈运动的性质和内收肌群对耻骨支的牵扯，可能会引发耻骨炎。舞蹈中某些编排和动作可能会导致内收肌群超负荷，从而使肌腱部及肌肉的耻骨支起点处容易发生过劳伤。此外，许多舞蹈需要髋关节外旋肌和外展肌提供良好的稳定性，也就是说，如果髋关节稳定性不足，如髋关节外侧失稳，可能会导致内收肌群代偿性过度激活，从而以一种不良的功能方式去稳定和控制髋关节运动（见第八章）。

后侧肌间隔容纳了屈曲肌群，这些肌肉具有伸展髋关节和屈曲膝关节的功能。坐骨神经对这个区域的影响比较重要。坐骨神经从髋部坐骨神经孔穿出，梨状肌下方穿过。梨状肌或孖肌张力增加会导致坐骨神经受压，引起外周神经间歇性卡压，有时也称为梨状肌综合征。这种卡压的特征是没有神经的损伤或病理变化，但会出现炎症。间歇性的神经卡压很大程度上是可逆的。

由于舞者髋关节外旋肌群工作负荷过大，可能存在过度使用情况，因此医务人员需要注意检查这些问题是否发生。坐骨结节和骶骨区域是腘绳肌的近端起点，也是后侧肌间隔重要的要素。骶髂关节稳定性不足会引起股二头肌张力增加，检查时发现腘绳肌肌肉长度不足，是该区域骶髂关节损伤鉴别诊断的一个重要线索。股二头肌远端止于腓骨头，在探究过劳损伤的潜在异常生物力学时该部位也是重要的评估因素。通过股二头肌的起点和止点可发现，它具有外旋髋关节和小腿的功能。由于芭蕾舞主要都在外旋位表演，因此股二头肌的作用也常常被低估。内侧的腘绳肌，即半膜肌和半腱肌，也在舞蹈中发挥基础性的作用——在屈曲膝关节，尤其是在"阿拉瑟贡德"动作中屈曲膝关节时非常重要（照片98）。

在选择移植肌腱做前交叉韧带重建时，对韧带移植物选择之一——半膜肌的情况加以考虑。尽管这块腘绳肌在舞蹈专项运动中发挥作用，但这并不意味着将其从移植物选择中排除，而是要在康复过程中额外注意，确保术后半膜肌运动的恢复。

大腿的肌肉损伤

在运动人群中，腘绳肌和股四头肌的撕裂或拉伤的发生率相对较低。舞蹈运动可能更多地引起股四头肌损伤，而不是腘绳肌损伤。但因为腘绳肌与腰痛和前交叉韧带损伤之间存在明确的关系，应该将包括腘绳肌在内的舞者的下肢训练纳入后侧链肌群训练。

像后来由英国田径运动开发的系统一样，2012年慕尼黑共识声明中详述的分类系统为主治医师提供了一种更具体的描述和记录肌肉病理学性质的分类方式。但是，它仍然依赖影像学的支持（可这并不

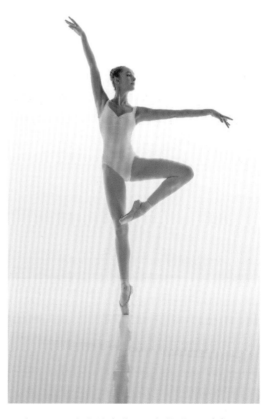

照片98   足尖点地大收腿（柯斯蒂·沃克摄）

关于肌肉损伤的《慕尼黑共识声明》

有多种与肌肉损伤有关的分级系统，但2012年发布的《慕尼黑共识声明》（Munich Consensus Statement）才开始阐明并确认运动中肌肉损伤分类的术语。该声明提供了一种新的分类系统，可以区分4种类型的功能性肌肉障碍。

- 类型1：用力过度相关障碍
- 类型2：神经肌肉功能障碍

  （两者均用于描述没有肉眼可见的纤维撕裂和结构性肌肉损伤的障碍）

- 类型3：部分撕裂
- 类型4：部分或全部撕裂/腱组织撕脱，有肉眼可见的纤维撕裂/结构性损伤

该声明还提供了每种类型的子分类。

容易获取）。尽管影像学可以准确地描述受伤情况并提供更多证据，有助于制订恢复舞蹈表演的时间计划，但如果没有影像学检查，临床从业者仍然可以执行结构良好的康复方案。只要谨慎地指示患者遵守疼痛阈值，就可以使用肌肉加速康复计划（尤其是腘绳肌康复）中的目标肌肉群的增量负荷。加速康复计划的前提是以损伤纤维的早期活动和力量训练为基础，且没有进一步扩大损伤。给出明确的指示以使患者的疼痛控制在阈值以下，并进行仔细的监督来确保疼痛的控制。

可以在普拉提训练器上实施针对股四头肌的适应性增强训练。患者仰卧在训练器上，使用弹簧系统设定低阻力水平。让患者在低阻力水平下进行3组，每组次数逐渐增加（1×10次，1×20次，1×30次）

的训练，每组之间的间歇时间为30秒。3组完成后，休息1分钟后再重复训练，并通过弹簧系统增加阻力。以这样的方式持续增加阻力，直到患者出现症状或疲劳感。然后让患者完成主动恢复程序，包括牵伸、低阻力水平下的恢复，以及肌肉有些不适时进行冰敷和加压恢复。每天应该从头（低阻力水平）开始重复该训练方案。一旦达到合适的水平，训练就可以在负重体位（如下蹲位）下进行。此外，当患者能够耐受适当的阻力水平时，就可以加入包括更多增强性运动在内的其他方面的功能训练。

膝关节

解剖及相关病理

膝关节（图30、31）是个复杂的关节，

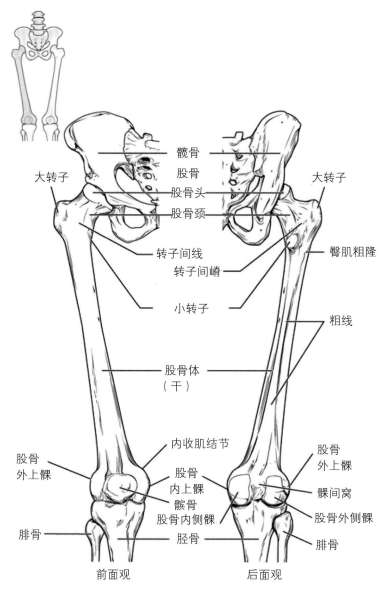

大转子

髋骨

股骨

股骨头

股骨颈

大转子

转子间线

转子间嵴

臀肌粗隆

小转子

粗线

股骨体
（干）

内收肌结节

股骨
外上髁

股骨
内上髁

髌骨

股骨内侧髁

股骨
外上髁

髁间窝

股骨外侧髁

腓骨

胫骨

腓骨

前面观

后面观

图 30　大腿及膝关节的骨性解剖示意图

由股骨、胫骨和髌骨组成，是铰链关节和车轴关节，可进行旋转运动和滑动运动。

　　膝关节的屈曲范围通常是从 –5°~160°。因为舞者中发生过度活动的概率较高，膝关节的过伸现象并不罕见（使用 Beighton 评分标准，屈曲大于 –10° 则提示过度活动）。膝关节屈曲

时，约有 25° 的旋转幅度。下肢外旋是古典芭蕾的一个重要姿势，且应该从髋关节开始旋转。但是，舞者有时却会从膝关节处开始外旋。这种情况应该避免，因为膝关节连续的过度外旋可能会导致稳定结构松弛，增加膝关节不稳和日后受伤的风险，这可能会损害到半月板和关节软骨。

　　从伸展到屈曲时，股骨髁在前 25° 发生滚动，然后发生滚动和滑动。根据马罗苏斯（Masouros）和其同事的说法，前交叉韧带（anterior cruciate ligament，ACL）在限制股骨进一步运动方面起着至关重要的作用，也提供了转动稳定性，能够限制膝关节的过度旋转。膝关节还由另外 3 条韧带支撑，后交叉韧带能够限制胫骨相对股骨向后移动，内侧副韧带和外侧副韧带可抵抗外翻和内翻应力，提供内外侧稳定性。此外，膝关节还受到包括髌股韧带在内的内侧支持带、外侧支持带、股四头肌腱和髌腱的

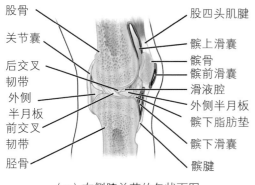

股骨
关节囊
后交叉韧带
外侧半月板
前交叉韧带
胫骨

股四头肌腱
髌上滑囊
髌骨
髌前滑囊
滑液腔
外侧半月板
髌下脂肪垫
髌下滑囊
髌腱

（a）右侧膝关节的矢状面图

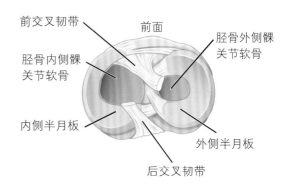

前交叉韧带
胫骨内侧髁关节软骨
内侧半月板
后交叉韧带

前面
胫骨外侧髁关节软骨
外侧半月板

（b）右侧膝关节胫骨上面观，可见半月板和交叉韧带

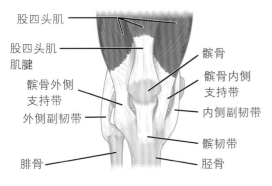

股四头肌
股四头肌肌腱
髌骨外侧支持带
外侧副韧带
腓骨

髌骨
髌骨内侧支持带
内侧副韧带
髌韧带
胫骨

（c）右侧膝关节前面观

图31 膝关节解剖，包括半月板和前侧肌肉

加固。膝关节内侧面有半膜肌，外侧面有股二头肌给予支持，也有人认为腓肠肌能为膝关节后侧提供一定的动态稳定性。

膝关节伸展需要通过股四头肌在特定的角度收缩拉动完成。髌骨的作用是增加大腿的力臂，进而提升股四头肌的力量表现。它通过多种软组织附着体（外侧支持带、股外侧肌、髂胫束、内侧支持带、股内侧肌、股四头肌腱和髌腱）受到力的作用。Q角的不同也会影响髌骨承受的力的大小〔Q角是由两条假想线交叉形成，一条经过髂前上棘与髌骨，另一条经过髌骨与胫骨粗隆；由于女性骨盆较宽，其Q角

也更大（图32）〕。

由于该区域的力学性质，髌腱会呈现出病理性改变。随着膝关节屈曲增加，对髌骨的压力也增加，这可能导致Hoffa脂肪垫（Hoffa's fat pad，HFP）撞击，以及髌骨后方和股骨关节软骨区域的损伤。髌骨肌腱病中的髌腱弹性下降、丧失，可能会影响已经增大的髌骨压力，因此在软骨损伤的处理和预防，以及长期计划中都应考虑到这种情况。由于髌骨内侧结构的拉力不足而造成的使髌骨向外的非对称性应力，与髌骨的异常活动轨迹（向外）相关，这也可能会导致脂肪垫挤压和股骨及髌骨

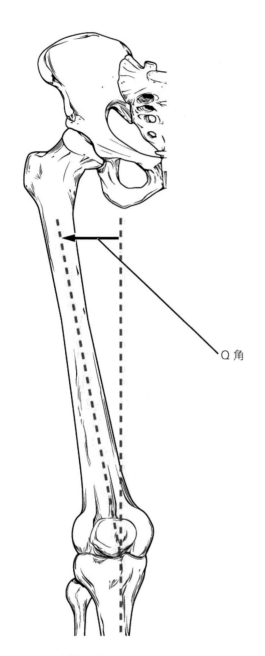

Q角

图 32 女性 Q 角

软骨面的损伤。

由于股骨髁呈圆形，对应的胫骨平台是平的，所以膝关节依赖于两者中间的内外侧半月板来维持其稳定性，并辅助承重。半月板的分散承重作用十分重要，在

损伤处理时需要考虑到损伤区域和其愈合潜力。膝关节后侧的腘窝包含腘肌和韧带，它们在保持胫骨旋转的稳定中起重要作用，当舞者使用小腿而非髋关节进行外旋时，可能会导致这些组织的拉伤。

膝关节软组织损伤

虽然膝关节大多数损伤都发生在前侧区域，但舞者出现膝关节疼痛时，也要着重考虑膝关节后侧的问题。贝克囊肿（Baker's cyst）的存在可能是潜在半月板撕裂的有力指标。就患有膝关节疼痛的舞者而言，也要考虑腘肌对胫骨旋转的控制作用。当舞者从小腿而非髋关节开始外旋时，他们可能经受源自腘肌的疼痛，或者腘肌腱的适应性改变。针对膝关节拉伤的评估可以采用坐位下（屈膝 90°）的胫骨旋转测试。双侧膝关节对比评估是很重要的。如果存在过度旋转，就需要对膝关节的旋转控制进行评估，这可以在同样的坐位下完成。胫骨被动外旋，医师将手放置于患者足内侧缘，让患者将小腿向内旋转至中立位。医师可以评估患者向内旋转的力量和控制能力，也要观察是否存在代偿性的活动——典型的代偿可能是胫骨后肌过度激活，伴随在活动中出现足内翻，然而动作要求的是胫骨回到中立位时距小腿关节保持中立位。

髌腱变性和 Hoffa 脂肪垫撞击

髌股疼痛综合征（patellofemoral pain syndrome，PFPS）是指膝关节前侧疼痛。

该症状可能源于多种因素，在成功的治疗计划中对于疼痛部位和原因的鉴别诊断十分重要。报道显示舞蹈的生理需求会导致包括髌腱适应性变性在内的过劳伤。这些损伤既可能单独发生，也可能伴发 Hoffa 脂肪垫撞击。这对症状来源的鉴别诊断十分重要，因为脂肪垫撞击需要一段时间的相对无负荷管理和炎症控制处理，而肌腱变性则会从负荷性训练项目中受益。因此要从根源寻找答案，两种问题都需要对其生物力学情况进行评估。

虽然这方面的研究在不断地演变发展，但超声介导下的肌腱剥脱注射治疗结合离心负荷训练已被证实能有效处理舞蹈演员的相应损伤。为进一步增强肌腱组织，还可以补充低剂量的维生素 D 和 Ω3 脂肪酸。在康复训练中需要考虑到髌骨外侧异常活动轨迹的影响。45~60 秒的等长

收缩训练有助于疼痛的控制。如果认为患者存在脂肪垫萎缩的风险，在考虑超声介导的封闭注射之前，建议针对脂肪垫撞击症状给予长达 1 个月的非甾体抗炎药物治疗。对损伤肌腱进行针灸治疗也可以促进肌腱的恢复，还可以配合富血小板血浆（platelet-rich plasma，PRP）注射。

鉴于舞蹈中的跳跃动作对肌腱的功能需求，肌腱会承受较大的张力，建议在负重训练计划中增加重负荷训练（表 21）。这不仅可以提高肌腱的拉伸负荷能力，还有助于增强大腿肌肉，大腿肌肉在吸收起跳落地时产生的巨大的力方面起着关键作用。一个典型的负荷训练从 45~60 秒的等长收缩开始（如果不能耐受膝关节屈曲下的训练，可以进行膝关节伸直下的训练），每天至少 4 次。这个训练方案建立在使用 25° 的楔形下蹲板做单腿离心训练的

表 21　髌腱病的康复方案

肌腱病康复方案	时间（秒）	次数	组数
炎症控制期			
泡沫轴放松股四头肌、腘绳肌和臀肌	20~60		
神经肌肉易化——等长训练			
臀中肌、臀大肌在屈曲位和伸展位等长收缩	8	8	2
伸膝或耐受下的屈膝等长收缩	45~60	4	2
离心 / 力量训练			
离心收缩			
每日 2 次的 25° 离心下蹲训练	无特殊要求	15	3
髋关节外旋离心训练	无特殊要求	15	3
功能整合训练期			
单脚跳跃后单脚保持（通过足膝髋控制性落地）		12~15	3~4
跳箱落地训练（通过足膝髋控制性落地）		12~15	3~4
跳箱起跳训练（通过足膝髋控制性落地）		12~15	3~4

基础上。这也被 2005 年马克·扬斯（Mark Youngs）的研究所支持，该研究可以让存在髌腱病疼痛的跳跃运动员继续训练和比赛，他们每天都要训练两次，每次 3 组，每组重复 15 次。当负荷能够耐受后，可以增加重量。

阔筋膜张肌（tensor fascia latae，TFL）的过度激活被认为是导致髌腱病的一个可能的风险因素。这种过度激活可能与股内侧肌的激活不足有关，还可能和控制髌骨向外滑动及髋关节旋转的生物力学机制失效有关。处理这种情况需要加入一些额外的运动训练。在跳跃过程中肌腱所承受的力远大于慢速抗阻力量训练情况下肌腱所承受的力。因此，康复训练计划中的负荷增加训练是一种安全有效的方法，其对于重返舞蹈过程中的力量和耐力发展也十分重要，尤其是在跳跃力量方面。最后，阔筋膜张肌过度激活，从而影响落地期间下肢力学传递。这就需要评估舞者足部是否能有效着地，及膝关节和髋关节是否能有控制地吸收缓冲力。

维多利亚学会运动评估工具（髌骨），即 VISA–P 工具，可以用于评估髌腱病相关的症状变化和特征。

滑囊炎

当舞者的髋关节控制不足时，其髂胫束会很紧张，髂胫束止点部位的软组织和周围的滑囊都有可能受到激惹。同髂胫束（iliotibial band，ITB）综合征相似，膝关节内侧部患鹅足滑囊炎或肌腱负荷过载的

风险会增加。采用大收腿动作的舞者（照片 99）可能会发现他们的腘绳肌内侧和鹅足肌腱有负荷过载的情况。

在解决滑囊炎的局部炎症问题后，需要按照正确的肌腱病治疗策略，进行肌腱负荷训练，同时还要提升骨盆稳定性。

在进行现代舞和一些芭蕾舞的地面表演时，舞者可能有患持续性外伤性髌前滑囊炎的风险（照片 100）。表演期间可能不允许使用护膝，但在排练期间可使用护膝以减轻膝关节的负担。由于髌前滑囊的位置靠近髌腱，决定注射前要仔细评估，充分了解髌腱的健康状况。

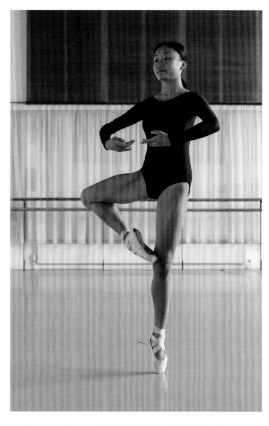

照片 99　演示足尖点地大收腿动作的舞者

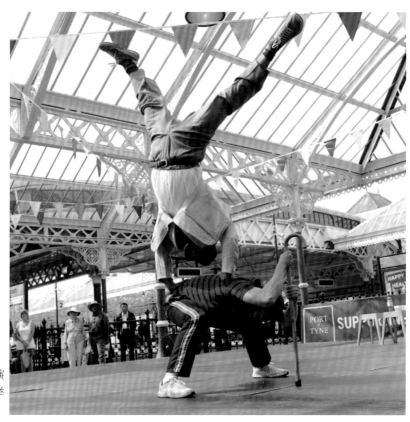

照片 100　双面舞团演出的具有挑战性的托举动作

韧带损伤

尽管舞者膝周韧带断裂的发生率较低，但由于其潜在的严重性和影响，韧带损伤方面也需要加以注意。内侧副韧带（medial collateral ligament，MCL）的损伤较少见，但患者可能会因为一次别扭的跳跃或托举而遭受外伤（图33）。

由于 MCL 的深层纤维位于关节囊内，患者可能会出现一些囊内肿胀。完整处理 MCL 的损伤可能涉及韧带的短期固定，以促使其缩短至正常长度，但在此期间维持肌肉质量和活动范围仍然很重要。股内侧肌的激活以及髋外旋肌的离心控制训练是康复流程的基本组成部分。由于舞蹈运动的性质和该区域广泛的软组织支撑，外侧副韧带的损伤较少见。虽然患病率非常低，但膝关节伸展时发生 ACL 断裂的机制可能会导致包括后外侧区在内的组织进一步撕裂。后外侧区包含外侧副韧带、腘腓韧带、髂胫束、股二头肌和外侧支持带等。这些组织的损伤可能包含在前交叉韧带或后交叉韧带的损伤内。一些研究人员表示，后外侧区损伤的诊断时间可能长达 8 个月；在存在更普遍的损伤（如 ACL 损伤）时，后外侧区通常会被遗漏。应该在所有严重的膝关节损伤中进行胫骨外旋试验，以避免这种情况的发生，因为影像诊断在早期未必能查明该区域的损伤。

前交叉韧带损伤

与所有运动一样，前交叉韧带损伤对舞蹈有重要影响。前交叉韧带损伤通常伴有半月板和内侧副韧带的损伤。损伤可能发生在跳跃的起跳和落地阶段。ACL 断裂会导致关节面损伤，造成软骨缺损。

外科手术中对移植物选择的意见应当被纳入考量。而做出决策的关键点之一是舞者的功能需求，包括跪和跳的能力。传统上选择腘绳肌移植，引入同种异体移植物可能会消除并发症。修复后的 ACL 的康复是一个漫长的过程。舞者的精细控制和超常活动范围是他们日常训练的一部分，重返舞蹈时除了表演之外的大多数情况下，都会使用贴布和护膝。

舞者 ACL 重建术后的康复分为 4 个关键阶段（每个阶段不同方面的时间线可能重叠）。

- 阶段 1：保护／最佳负荷。该阶段的时间范围为术后 2~4 周，具体取决于所进行的手术类型。该阶段的康复目标包括手术后恢复活动范围，尽可能保持肌肉质量，并致力于改善包括核心稳定性在内的膝关节上方和下方区域。持续被动活动（continuous passive mobilization, CPM）仅在这个阶段很有用。此外，在保护膝关节的情况下使用足跟支撑，可以在重力的拉动下缓慢伸展膝关节。可以通过肌肉等长收缩来维持肌肉量，而后通过血流限制训练来进一步强化。

还可以通过肌电（electromyographic, EMG）刺激来进一步实现肌肉维持。可以加入髌骨松动手法治疗。该阶段结束的标准包括膝关节完全伸展和达到屈曲 130°。

- 阶段 2：核心／本体感觉／力量。这个阶段建立在第一阶段的工作基础上，可以从术后第 4 周持续到第 12 周。该阶段会引入闭链练习，如体重转移和微蹲。负荷大小通常取决于软骨面或半月板的损伤情况，并据此进行调整。这也能决定使用拐杖行走的时间段。到第 6 周，在没有并发症或伴随症状的情况下，将有望完全负重。在这个阶段，也越来越强调发展基础本体感觉，力量训练仍然以闭链运动为主。该阶段的一个关键特征是膝关节运动的增加。需要考虑到 ACL 重建的组织关键愈合临界点。最初的伤口愈合很重要，因为这是容易感染的时期。通常，愈合发生在 2 周内。拆线后，可以进行水中康复。下一个关键时期是第 6 周。此时，移植物和螺钉周围的骨组织正在愈合，并且通常活动会增多。因此，患者的不适感可能也会增加，提前告知患者这一点可能有助于其减轻与此相关的恐惧。这很常见，但确实需要仔细监测。任何加重的囊内肿胀都可能提示关节无法承受要承担的负荷。在这种情况下，应该重新评估康复计划和所采用的负荷的适用性。

- 阶段 3：动态本体感觉／超等长训练／

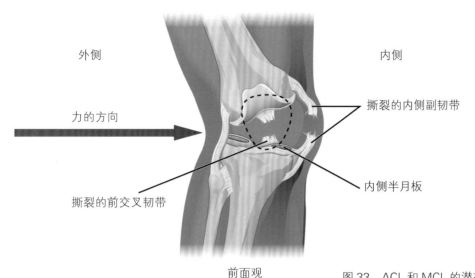

外侧

内侧

力的方向

撕裂的内侧副韧带

内侧半月板

撕裂的前交叉韧带

前面观

图 33　ACL 和 MCL 的潜在损伤机制

功能力量与爆发力。这一阶段引入了动态本体感觉训练，它可以结合超等长训练和"单脚跳保持"训练。下意识的本体感觉刺激也很重要，这种刺激包括在平衡板上进行投接球训练，转移重心，以及在患者侧身站立时破坏 BOSU 球的稳定性。超等长训练可以分解为几个关键时期：从跳跃准备阶段的势能储备，到弹跳离地和落地。这一阶段还会引入舞蹈专项技能训练。功能性力量和爆发力是通过延长做功时间和减少休息时间，发展力量和耐力来维持的。力量或耐力阶段可以模仿常见的独舞，它可能包含大约两分半钟的高强度舞蹈。使用这样的时间分配来开发高强度训练能让舞者更好地做好功能需求准备。

• 阶段 4：功能整合。通常这个阶段在术后 4~6 个月。现在，人们更好地认识到严重伤病带来的长期影响，并且更深入地了解了其对退休后生活质量改变的风险。显然，任何重返舞蹈计划都必须让舞者有足够的时间完全康复。因此，需要将传统的 6 个月时段延长到 9 个月。在这一点上，使用像肢体对称指数测试这样的评估标准，可通过参与课堂、排练和最终的表演来发展"舞蹈体能"。负荷、强度和技术要求可能因不同的剧目和演出而有很大差异，任何与重返舞蹈相关的决定都需要考虑这些变量。在此期间，力量和爆发力的保持训练需要继续进行。一般来说，告知患者膝关节需要大约 18 个月的时间才能重新开始感觉"正常"，并确保他们了解要通过力量和爆发力等辅助训练来支持和养护膝关节，会很有用。

ACL 重建后重返舞蹈需要评估功能需求，并考虑复发风险、演出风险，或在

案例 4：前交叉韧带重建后重返舞蹈

引用的具体练习见表 22~28。

表 22　前交叉韧带重建康复计划

周/项目	1	2	3	4	5	6	7~12	12~16	16~20	20+
不负重/核心和活动范围										
踝关节跖屈/背伸激活（每天2次）	•	•								
股四头肌等长收缩/电刺激（每天2次）	•	•								
膝关节滑动练习（屈曲/伸展/CPM）（每小时）	•	•								
足跟支撑（被动伸膝），坐位（被动屈膝）（每小时10分钟）	•	•	•							
核心训练课程1（每天）	•	•	•							
核心/本体感觉/力量										
核心训练课程2（每天）			•	•	•	•				
本体感觉训练课程1（每天）			•	•	•	•				
开始力量训练课程1（每天）				•	•	•	隔天训练力量1	隔天训练力量1	隔天训练力量1	隔天训练力量1
水疗			•	•		池边把杆训练	跳跃准备训练			
力量训练课程1（每天）（每周3次上午/下午）							•	•	•	•
爆发力/地面反作用力/动态本体感觉										
开始爆发力训练课程1（每天）							•	•	•	•
爆发力训练课程1（每周3次）								•	•	•
专项技术训练（每天）								•		
功能整合										
舞蹈课									•	•
舞蹈排练										•
舞蹈表演										•

表 23　核心训练

核心训练课程 1	次数	组数	休息
外展肌等长收缩（0° /45° /90° ）	3 ×（6~10）秒保持 / 角度	3	6~10 秒
Sahrmann 腹斜肌练习	8~12	3	30 秒
Sahrmann 足跟点地（在髋关节活动范围内）	8~12	3	30 秒
短臂蚌式等张训练（髋关节屈曲 30° ，弹力带阻抗）	8~12	3	30 秒
长臂蚌式等张训练（髋关节伸展 10° ）（如果需要，可以在足踝处负重）	8~12	3	30 秒
俯卧位伸髋训练（在伸髋末端保持 5 秒）	8~12	3	30 秒
屈膝落腿训练	8~12	3	30 秒

表 24　核心进阶训练

核心训练课程 2	次数	组数	休息
瑞士球上俯卧位 / 仰卧位侧滚训练	8~12/ 体位	2	30 秒
瑞士球平板支撑单脚抬离	8~12	2	30 秒
瑞士球支撑桥式运动（肩撑球，髋膝 90° ）	8~12	2	30 秒
瑞士球支撑腘绳肌桥式运动（足撑球，膝关节 30° ）	8~12	3	30 秒
瑞士球支撑折刀卷腹	9~12	3	30 秒
瑞士球支撑腘绳肌拉动	9~12	3	30 秒
瑞士球支撑短跑模拟训练	8~12	3	30 秒

表 25　力量训练准备

力量训练准备环节	次数	组数	休息
提踵训练	15~25	4	30 秒
抗体重静蹲（保持 15 秒）	12~15	3	30 秒
臀肌 / 腘绳肌反向上抬	12~15	3	30 秒
单腿下蹲站起	12~15	3	30 秒
单腿向 3 个方向伸够 / 站立位药球超人训练	12~15	3	30 秒
不稳定平面上的单腿下蹲	12~15	3	30 秒
不稳定平面弓步训练	12~15	3	30 秒
单腿抗阻旋转	12~15	3	30 秒
抗体重侧蹲（进阶至负重）	12~15	3	30 秒
绳带斜拉训练	12~15	3	30 秒
哑铃片动态斜拉训练	12~15	3	30 秒
弹力带抗阻螃蟹步行走	1（25 米）	4	30 秒
腰背挺直弯腰训练	12~15	3	30 秒

案例 4：前交叉韧带重建后重返舞蹈（续）

表 26　力量训练

	次数	组数	休息
力量训练 1（上午）			
罗马尼亚硬拉	3~6	5	1 分钟
侧卧髋负重内旋（髋关节 90°）	3~6	5	1 分钟
侧卧髋负重外旋（髋关节 90°）	3~6	5	1 分钟
相扑深蹲	3~6	5	1 分钟
保加利亚分腿蹲	3~6	5	1 分钟
前踏步锤式推胸（hammer press）	8~12	3	1 分钟
力量训练 1（下午）			
前蹲	3~6	5	1 分钟
负重髋关节伸展 / 推举	3~6	5	1 分钟
相扑深蹲	3~6	5	1 分钟
侧蹲	3~6	5	1 分钟
土耳其起身	8~12	3	1 分钟

表 27　爆发力训练入门

	次数	组数	休息
入门爆发力训练项目 1			
弹性提踵	8~12	3	30 秒
核心床跳跃训练	8~12	3	30 秒
绳梯训练——单脚跳和交叉跑	1（15 米）	4	30 秒
单脚跳并维持	8~12	3	30 秒
迷你跨栏训练（前向、侧向）	1（15 米）	4	30 秒

表 28　爆发力训练

	次数	组数	休息
爆发力训练项目 1			
弹性单跽撑	1（30 秒）	1	30 秒
单脚跳并保持（前向、后向）	6~8	1	30 秒
单脚跳并保持（侧向）	6~8	1	30 秒
下蹲起跳	6~8	1	30 秒
侧蹲弹跳	6~8	1	30 秒
分腿蹲跳	6~8	1	30 秒
跳箱爆发性跳跃（双腿到双腿）	6~8	1	1 分钟
跳箱爆发性跳跃（双腿到单腿）	6~8	1	1 分钟
跳箱爆发性跳跃（单腿到双腿）	6~8	1	1 分钟
跳箱爆发性跳跃（单腿到单腿）	6~8	1	1 分钟
跳箱控制性落地（双腿到双腿）	6~8	1	1 分钟
跳箱控制性落地（双腿到单腿）	6~8	1	1 分钟
杠铃挺举	6~8	4	1~2 分钟

康复不充分的情况下对日后生活的后续改变。文献中给出了很多 ACL 重建后患者无法恢复到以前下肢旋转和接触性运动水平的原因：有的是不可改变的，如年龄和性别；有的与手术过程和决策有关，包括移植物类型和固定位置等；有的与康复过程有关，包括回归到不同活动水平的目标及完全回归的标准等。

在确定适合重返舞蹈的时间时，提倡使用时间（或生物学）和功能标准，以降低再次受伤的风险。功能标准可以包括很多机体（临床和生理功能评估）和心理因素。

生理相关测试包括力量（等长、等速）、神经肌肉和本体感觉及动态测试。这些测试可能是基于筛查方案的预设值，或使用肢体对称性指数测试方法。功能测试包含对技术的讨论，通过完成重要动作来评估力线和控制情况，进而探讨旋转和跳跃动作的水平。

舞者若要重返舞蹈，通常要求非常之高。然而，研究表明，把全面回归运动的时间再推迟 3 个月，也就是从 ACL 重建术后 6 个月推迟到 9 个月，每推迟 1 个月，再受伤的风险会降低 51%。考虑到 ACL 在旋转稳定性中的作用以及舞蹈中旋转运动的性质，最终的康复时间要仔细斟酌。目前，有相关证据表明，与伤前相比，力量不足相差大于 25% 会增加再次受伤的风险，而力量不足相差大于 10% 可能会导致股四头肌和腘绳肌的等速运动测试表现不

佳。如果舞者能够进行功能测试，可以使用等速力量测试这个有效手段来辅助重返舞蹈的决策。爆发力测试也很重要，可以使用测力台或跳垫测试，或简单地以距离和时间为标准的单脚跳测试，并进行双侧肢体对比。考虑到晚年发生后续改变的风险增加，健康从业人员有责任明确告知舞者，过早回归会对这种风险产生什么样的影响。

膝关节损伤

关节软骨和半月板的损伤可能是外伤性的，也可能是长期劳损所致，通常伴随 ACL 损伤，但也可能单独受损。就外伤来说，在落地失误时，股骨髁在胫骨平台上的剪切作用可能会引起关节损伤。而长期损伤则可能是由反复负重和生物力学欠佳所致。舞者的关节软骨损伤可见于股骨髁，通常是内侧区域，以及髌骨的后面；此外，内侧关节突区域通常也会受伤。在关节软骨损伤的管理中，纠正造成负荷过大的生物力学模式至关重要。由于内侧区域容易受损，因此通过充分控制髋关节近端外旋肌和足舟骨下垂或足旋前来控制股骨前倾便非常关键。这些问题可以通过由等长或离心控制模式下的独立训练来解决，或者通过侧重于运动能力和落地力学的功能性训练来解决。

膝关节损伤的医疗管理可能存在反复进行透明质酸注射，以减轻疼痛、保护关节面的情况。这是皮质类固醇的替代品，

随着时间的推移，皮质类固醇可能会对关节表面的完整性产生负面影响。手术治疗包括固定缺损外缘，用微骨折技术刺激细胞新生，以及使用镶嵌成形术进行细胞移植。手术干预后的康复是一个漫长的过程，特别是进行了微骨折或移植手术的患者，还需要细胞的生长和稳定。通常，这些患者会在 3 个月内完全负重，但始终都须注意保护未成熟的软骨细胞。在早期阶段维持活动范围和肌肉量是极富挑战的，持续性被动活动是一个重要的辅助手段，肌电刺激也可能有所帮助。一旦软骨得到巩固，康复就可以侧重于力量恢复，接着是力量耐力的重建。爆发力和耐力训练要遵循预先设定的进阶标准，通常要求力量测试中的双侧肢体差异在 25% 以内。术后 9~12 个月患者可以进行功能整合训练并重返舞蹈。与 ACL 重建后重返舞蹈的时间表一样，较长的康复时间与长期结果之间存在良好的相关性，舞者能够在手术后恢复完整功能并继续职业生涯多年。要避免在手术后催促舞者重返舞台，因为这可能对他们的职业生涯长度和以后的

生活质量产生重大冲击。

与软骨缺损一样，过度使用或外伤也可能导致半月板损伤。同样，与软骨损伤一样，纠正任何异常的生物力学情况对于顺利长期重返舞台至关重要。在对疑似半月板撕裂的芭蕾舞演员进行评估时，评估他们的外旋技术很重要，因为这可以确保他们不会为了尽力增强效果而过度旋转小腿。旋转小腿会导致膝关节处的力矩过大（照片 101），随着时间的推移，可能会导

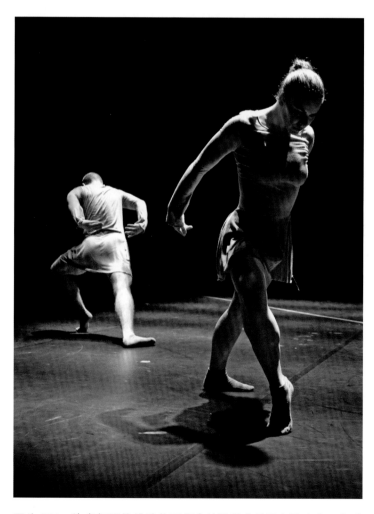

照片 101　许多舞蹈编排动作可能会使膝关节处于危险之中，如跳跃和膝关节同时旋转和屈曲的体位等

致半月板软骨的退行性变化和易损倾向加剧，最后影响到关节软骨。撕裂的位置可能会影响管理决策。如果撕裂延伸到红区（半月板的外缘），就会因血液供应良好而获得更好的愈合机会。在这种情况下，无论是通过药物还是手术途径，都应尽一切努力保护半月板。在管理半月板撕裂的舞者时，最好避免注射类固醇药物来控制疼痛和相关的囊内肿胀，这是保护关节软骨的长期策略的一部分。富血小板血浆注射已成功用于慢性半月板撕裂的医疗管理，也用在了纠正股骨负荷传递和增加整体力量及稳定性的康复计划中。通过关节镜手术治疗半月板撕裂为患者提供了快速恢复的可能性，特别是在半月板切除术而不是修复手术中。随着部分半月板切除后关节软骨上某点的压力增加，必须采取更多措施来改善生物力学和加强膝关节对力的减负荷反应。这可以通过足够的力量和爆发力训练来实现。

虽然髌骨损伤在舞蹈中的发病率较低，但也要考虑直接性创伤对髌骨造成的风险。现代编舞可能需要膝盖直接着地，有潜在的髌骨骨折风险。如果伸肌机制完好，髌骨骨折可以保守处理，但需要寻求骨科医师的意见。舞蹈中还存在髌骨半脱位或脱位的风险。虽然髌骨脱位可能会自发复位，但内侧髌股韧带（medial patella femoral ligament，MPFL）受损的情况需要仔细评估，以判断整体稳定性和复发风险。如果没有骨软骨骨折或 MPFL 撕裂，许多首次脱位可以保守治疗。复发性脱位的治疗方式应寻求骨科医师的意见。髌骨脱位术后的康复遵循与 ACL 术后相类似的计划，但更强调内侧膝关节稳定结构的加强而非腘绳肌（在 ACL 术后康复计划中强调）。

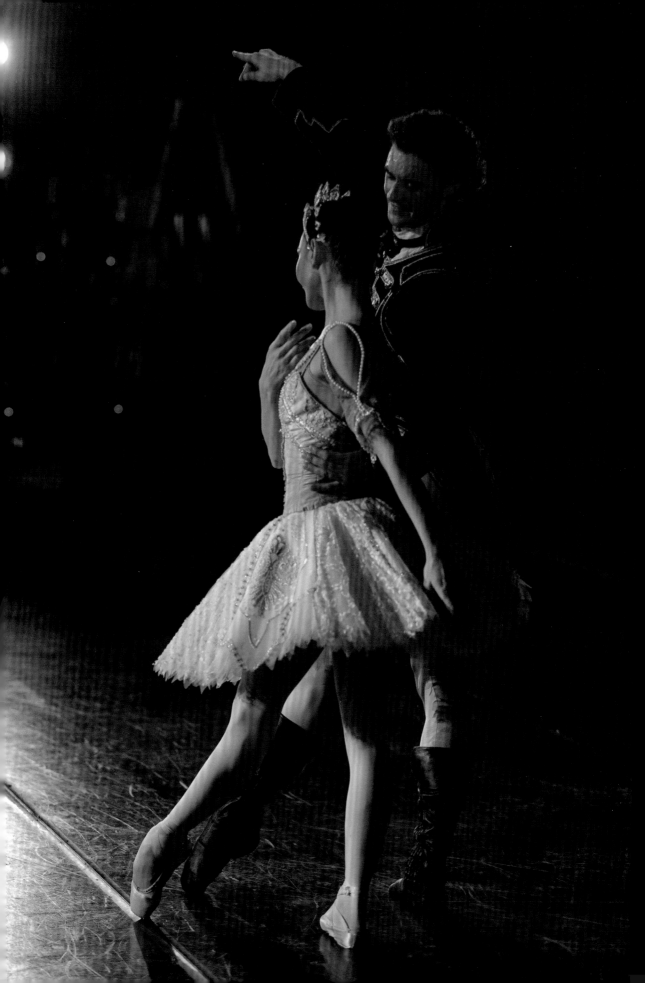

第十章

小腿、踝关节和足部损伤

许多与舞蹈相关的流行病学研究报告称，小腿、踝关节和足部损伤的发生率最高。考虑到舞蹈的性质，较好地理解这一区域的解剖和生物力学对于处理舞者的损伤至关重要。舞蹈中承受负荷的胫骨的前侧皮质具有发生适应性变化的潜力，这是胫骨对抗舞蹈中产生的负荷模式的一种方式，但也在无意中造成了该区域的易损性，即胫骨前侧皮质应力性骨折，这个损伤的处理在每种运动人群中都具有挑战性。舞者更容易出现踝关节和足部损伤，包括外侧韧带扭伤、撕脱性骨折和肌腱问题等。舞蹈中踝关节和足部的高使用率会使其形成不易察觉的负荷模式。随着时间的推移，这种负荷模式可能会导致生物力学发生轻微变化，最终在损伤中显现。这些病例的成功管理来自对复杂生物力学的理解和微小变化影响负荷模式的能力。

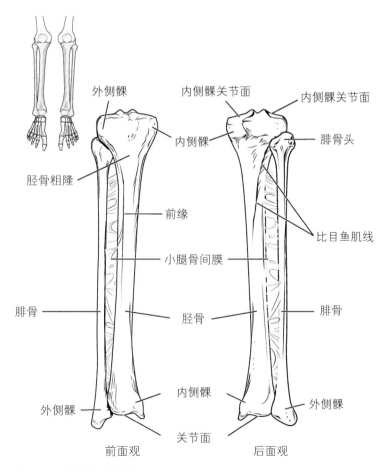

图 34　小腿的骨性解剖示意图

小腿

解剖及相关病理

与大腿一样，小腿由 3 个腔室（前外侧、外侧和后侧）组成，这些腔室由骨间膜和小腿的两个长骨（胫骨和腓骨）隔开，容纳了足部外侧的肌肉，这些肌肉能通过足部和踝关节产生运动（图 34、35）。

前外侧腔室包含胫骨前肌、踇伸肌和趾伸肌，它们都是背伸肌。由于舞蹈动作对跖屈的使用频率较高，前外侧腔室肌肉损伤的发生率通常较低。

外侧腔室包含腓骨长肌和腓骨短肌。虽然它们的起止点决定了其只具有微弱的跖屈功能，但它们的主要作用是足外翻，它们是踝关节的稳定结构，而稳定在舞蹈中非常重要。踝关节扭伤是舞蹈中最常见

的损伤，据报道，踝关节扭伤后通常会出现慢性踝不稳，因此这些肌肉的作用及其对损伤的反应很重要。

后侧腔室被进一步分为深浅两个部分。后侧腔室的深层肌肉包括胫骨后肌、踇长屈肌和趾长屈肌。这是主治医师需要考虑的最重要的因素之一，尤其是在为芭蕾舞演员做检查时。这些肌肉的肌腱位于足内踝后面，可以使足内翻和足趾屈曲。胫骨后肌或足跖屈肌，在提踵运动起始时起作用。腓肠肌、比目鱼肌和跖肌是后侧腔室的浅层肌肉。

小腿三头肌（由腓肠肌和比目鱼肌组成）的肌腱止点，即跟腱，很容易遭受肌腱变性或肌腱病等过劳伤。因此，在舞蹈中，这个区域应重点关注。小腿后侧疼痛还可能与腘动脉供血不足有关，患者主诉

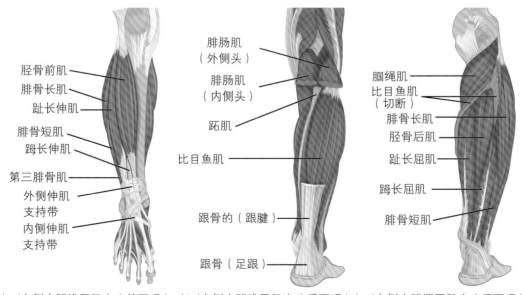

（a）右侧小腿浅层肌肉（前面观）　（b）右侧小腿浅层肌肉（后面观）（c）右侧小腿深层肌肉（后面观）

图 35　小腿肌肉解剖示意图

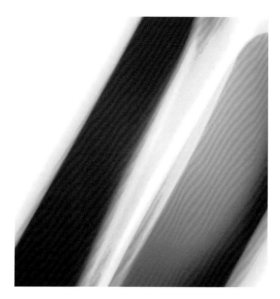

图 36 X线片显示胫骨前侧皮质增厚。还有微弱的线性半透明，提示胫骨前侧皮质应力性骨折

用力时小腿疼痛加剧。腘动脉供血不足可能是由异常的动脉通路和肌肉起点异常导致，也可能是两者共同作用的结果。尽管小腿后侧疼痛发病率非常低，但一些舞者存在小腿肌肉肥大的情况，因此可以考虑小腿过劳性疼痛。

胫骨是重要的承重骨，而腓骨的作用主要是提供肌肉附着点。舞者小腿处的负荷性质会导致胫骨前侧皮层有适应性增厚的风险，特别是在芭蕾舞和重复屈膝或膝关节微屈动作中（图 36）。

虽然皮质增厚是一种对负荷的保护性适应，但也可能导致前侧皮质发生应力反应或骨折的风险增加，尽管其发病率可能低于踝关节扭伤之类的损伤，但骨骼应力损伤病情会更严重，需要很长时间才能恢复，从而推迟重返舞台的时间。因此，这是一种高风险

的损伤。这些损伤通常发生在胫骨近端 1/3 处，有确切的单一骨折或多处骨折等形式。胫骨前侧皮质应力性骨折的治疗是一个长期且具有挑战性的过程。最重要的是对生物力学模式的纠正。训练小腿后侧肌肉能够使压力中心转移，减少胫骨前侧皮质的负荷。通过维持胫骨前肌和更常用的胫骨后肌来综合改善踝关节力学状况，可以减轻症状，促进全面重返舞台活动。

胫骨内侧应力综合征

胫骨内侧缘是舞者的另一个易伤区域。在包括芭蕾在内的许多舞种中，胫骨内侧应力综合征（medial tibial stress syndrome，MTSS）的发生率都很高。小腿内侧疼痛可分为以下几类。

- 类型 1：胫骨微骨折、骨应力反应或皮质骨折。
  可采用与胫骨前应力性骨折类似的处理方法，重点是给小腿减负到一定程度，使症状在愈合阶段不再出现。第二阶段包括对力量、生物力学和技术等病因性问题的纠正，最后阶段可以着重巩固力量和耐力，同时加强技术耐力。
- 类型 2：骨膜疼痛。
  与应力性骨折一样，关键是要评估生物力学，并处理可能导致该区域负荷过度的每个技术因素。在足舟骨下落过程中，最重要的是髋关节或股骨内旋控制和胫骨后肌的离心控制。

- 类型 3：慢性筋膜室综合征。

下肢肌肉组织的过度发育可能会导致运动时发生血管缺血性损伤。症状一般是双侧出现的。在运动中，疼痛的程度会很高，但通常会在运动结束后的 30 分钟内完全消失，且没有残留症状。可以通过腔室压力测试进行诊断，这是一个侵入性的过程，所以在开始之前需要尽最大可能明确诊断。该损伤的治疗方法为筋膜切开术。最近的分类系统使用 MRI 进行诊断，并强调骨骼的反应。弗雷德里顿 MTSS 分类系统借助 MRI，按照骨膜和皮质骨的受累程度，将该损伤等级划分为 0 级（正常）到 4b（皮质间信号改变区）。这些分类是为了帮助预测恢复活动的时间。

MTSS 的康复必须在负荷和生物力学调节之间取得平衡。有效减小负荷可以促进肌肉正确的激活模式。对生物力学模式的矫正需要考虑到髋关节的近端控制和局部控制，从而能够耐受足部对抗过度内旋的需要和舟骨下落时胫骨后肌的离心负荷。表 29 展示了 MTSS 训练方案的一个例子。

踝关节和足部

解剖及相关病理

考虑到踝关节和足部（图 37）在舞蹈中

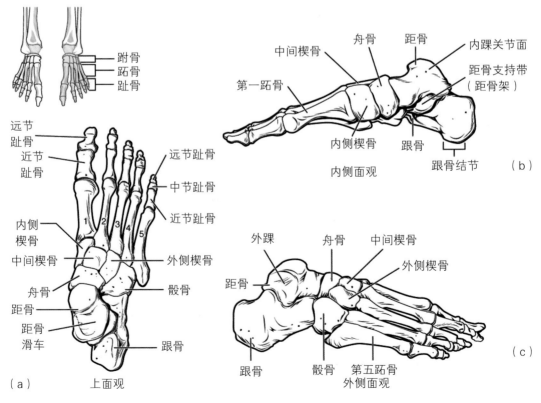

图 37 踝关节和足部的骨性解剖示意图

表 29 胫骨内侧应力综合征的康复治疗

训练和进阶	描述：阶段 A（2 天 ×3 周）	渐进性超负荷		组间休息
		每组个数	组次	
1 侧卧位等长伸髋		3~5 次 / 侧保持 7 秒	2	3 秒
2 侧卧位等长髋外旋		3~5 次 / 侧保持 7 秒	2	3 秒
3 瑞士球上直腿臀桥	仰卧位，双脚置于瑞士球上	10~12	2	30 秒
4 瑞士球上反式臀桥	双肩置于瑞士球上	10~12	2	30 秒
5 侧卧位抬腿（内旋）	保持 5 秒，踝关节处施加负重（2kg）	6~8	3	30 秒
6 侧卧位抬腿（外旋）	保持 5 秒，踝关节处施加负重（2kg）	6~8	3	30 秒
7 上台阶，弹力带下拉	强调内侧纵弓的扁平和拱起	6~8	3	30 秒
8 提踵，弹力带侧拉	提踵，弹力带在中间 45° 施加阻力	15~25	2	30 秒
9 抬脚（拍地）	足跟距墙 30cm，向后靠墙，足跟承受压力和重量——向上拉动足部 / 足趾（背伸），有控制地回到地面	10~12	2~3	30 秒
10 足跟（单脚跳并保持）	类似常见的单脚跳，但需足跟"着地"，控制前足以免触地	10	2/ 侧	30 秒

的作用，踝关节损伤在舞者中最普遍这一点就不足为奇了。大多数运动的一个关键特征是身体可以在移动单侧足支撑下进行躯干移动，如跑步。舞蹈也不例外。单侧足支撑下的躯干移动靠的是足部和踝关节的3个关键点：跟骨的圆形底面、踝关节背伸和跖趾关节背伸。除此之外，足部和踝关节的各个关节都为整体功能做出了贡献。

距小腿关节是一个主要的力矩转换器，可以产生少量的横向和前后向运动。骨的形态为关节提供了显著的稳定性，特别是在距小腿关节中立位的时候。由于距骨和外踝的形状和位置，患者如果在这个位置进行突然的内翻，可能会发生骨折脱位。距下关节提供了次要力矩转换器，通过该关节可以进行内旋和外旋的调整。当躯干以一只脚为支点移动时，所需的背伸是通过踝轴实现的。这个轴有一个倾角，在背伸时会产生相对横向的偏移。为了促进这种运动，腓骨要向外侧和头侧移动。如果没有这种活动，可能会有前外侧滑膜炎的风险。由于踝关节轴的倾斜，踝关节跖屈时会在一定程度上相对向内偏移。

这些动作和距下关节的作用通过步行周期结合在一起。在步行周期中，从支撑相中期到足尖蹬离期，随着重心转移到第一和第二跖趾关节，足跟在距下关节处外翻，前足内旋，以承受负荷。由于该区域是最后的枢轴点，像跨外翻等使足部活动受限的情况就成了评估过程的一个重要部分。

足部和踝关节区域由韧带、肌肉和肌腱支持，这些结构是其稳定和运动功能的组成部分（图38、39）。由于内翻损伤的发生率较高，因此要了解其结构和功能支持情况。踝关节外侧由组成外侧韧带复合体的3个关键韧带支撑。距腓前韧带（anterior talofibular ligament，ATFL）在踝关节跖屈时收紧，起到副韧带的作用。在踝关节中立位，ATFL能够抵抗距骨的向前移位和胫骨的旋转移位。跟腓韧带（calcaneofibular ligament，CFL）在踝关节背伸时收紧，并作为副韧带提供距下关节的稳定性。距腓后韧带（posterior talofibular，PTFL）可以在CFL受损时对抗内翻应力，在ATFL损伤时对抗旋转应力。外侧韧带复合体由距舟韧带和跟骰韧带进一步支撑。

尽管腓骨肌腱未必被当作静态稳定结构的一部分，但它却为踝关节外侧提供了静态和动态稳定性。作为动态稳定结构，腓骨肌在踝关节跖屈位提供了对抗内翻的力。腓骨短肌止点位于第五跖骨底部，这使它具备了使前足外展和旋后的作用。腓骨长肌与腓骨短肌一起走行至骰骨，并在此斜向走行至内侧楔骨和第一跖骨。其止点促进了其在稳定足弓上的关键作用。胫骨后肌的足底止点进一步发挥了稳定作用。虽然其他运动人群可以使用足弓垫来支持足弓，但这一般不适用于舞者，因为舞者要穿平底芭蕾鞋或足尖鞋、爵士鞋，甚至赤脚表演。因为外部支持的方法受限，因此利用肌肉支持足弓至关重要。

鉴于韧带有机械感受器的作用，韧带

的松弛可能会导致腓骨肌的收缩延迟。这可能导致踝关节内翻扭伤。踝关节内侧也有类似的支撑层。内侧韧带或三角韧带复合体由胫距后韧带、胫跟韧带和胫舟韧带组成，分为深层和浅层。由于深部纤维无法触诊，这方面的评估是基于对距骨稳定性的观察，并由影像结果进一步支持。

表 31~38 列出了所引用的具体练习方法。

与外侧复合体一样，胫骨后肌、趾长屈肌和姆长屈肌的肌腱提供了重要的静态和动态稳定性。胫骨后肌在步态中从踝关节中立位到跖屈位的起始阶段和足趾离地时的中足稳定性方面都起着重要作用。胫骨后肌在跗骨上有多个附着点，是后足和跖屈时内侧纵弓的主要动态稳定结构。胫骨后肌腱分别促进了距下关节内翻和踝关节跖屈，并且由于作用于距下关节的内翻力臂较大，胫骨后肌腱还是后足最有力的旋后肌。当足部处于旋前姿势，且第一和第二跖骨头承重，便于在步行周期中推动足趾离地，此时姆长屈肌在稳定性和推动

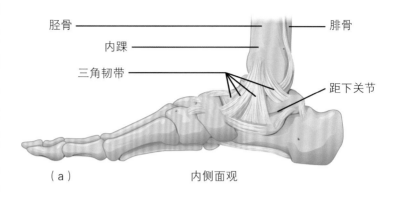

（a）　　　　　　　　　　　内侧面观

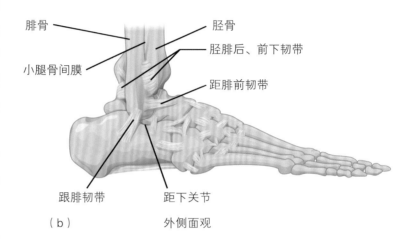

（b）　　　　　　　　　　　外侧面观

图 38　踝关节和足部的韧带解剖示意图

力方面起到了重要作用。

同样，后足也有很好的支撑结构；克罗默（Cromeen）等人（2011）认为有多达 26 条韧带保护着这个区域。该区域的关键韧带包括胫腓后下韧带和骨间膜，它们为踝关节高度稳定性做出了多达 30% 的贡献。此外，MRI 显示踝间韧带信号增强提示后侧撞击试验阳性的舞者可能存在外伤性炎症改变。此时尚不清楚这是否表示因踝穴张开而导致撞击伤或韧带受压。但这确实提示，在极度跖屈的情况下，稳定性的产生和动作控制之间存在相关性。

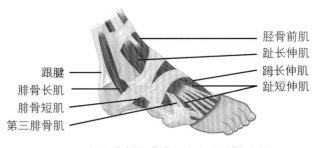

（a）右侧足背浅层肌肉（外侧面观）

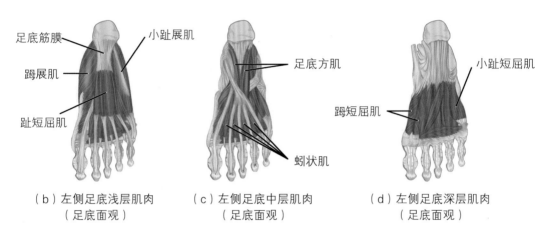

（b）左侧足底浅层肌肉
（足底面观）

（c）左侧足底中层肌肉
（足底面观）

（d）左侧足底深层肌肉
（足底面观）

图 39　踝关节和足部的肌肉解剖示意图

在大多数运动中，外侧韧带，特别是距腓前韧带，比内侧韧带或韧带联合更容易受伤。分级系统对描述韧带扭伤的程度很有用。由于受伤会对业余或优秀舞者或运动员产生很大的心理影响，因此用来描述损伤的语言可能会对他们理解和处理损伤信息的方式产生显著影响。优秀的运动员和舞者通常已经熟悉 1 级、2 级或 3 级韧带扭伤。然而，影像报告上的撕脱性骨折与（足踝）扭伤有关，可能需要向患者解释。从跗骨窦放射出来的疼痛可能与内翻损伤有关。跗骨窦是距骨和跟骨之间的锥形隧道，包含韧带、神经和血管。使用 MRI T2 加权扫描对疑似病例进行检查，可以确认信号摄取是否增加。可以通过诊断性麻醉注射和疼痛激惹试验进一步确认其疼痛激惹情况。如果有效，说明局部注射类固醇可用于症状治疗。踝关节复合体（内侧和外侧）稳定性的处理是整个治疗过程的一部分。

外侧韧带复合体的手术重建可能导致活动范围受限。舞者需要达到超常的跖屈范围来完成半足尖和足尖动作，且背伸范围要能达到下蹲和大下蹲的需求，所以术后恢复活动范围至关重要。

慢性僵硬是术后的一个常见风险。此外，在重建术后的一段时间内（18 个月内），踝关节的"感觉"可能会不一样。踝关节活动度训练对关节动态能力的产生很有用。由于此时踝关节处丧失了腓骨的平移活动和正常的"间隙"，存在典型的背伸受限，所以对关节灵活性和肌肉激活的训练都很重要。

虽然发生率较低，但在踝前外侧出现持续性疼痛和撞击时，需要考虑骨间膜在韧带联合中的位置和作用；前外侧损伤通常表现为无肿胀的疼痛，发病可能比较隐匿。MRI 扫描通常是正常的，但做关节镜检查时，可以发现背伸时有距小腿关节的骨膜塌陷和撞击。这可能是由于多年来足底反复受力和背伸所致。处理方法包括撞击组织切除；然后进行类似于踝关节韧带联合扭伤后的康复治疗。

慢性踝关节不稳

舞者在职业生涯中，在没有明显创伤的情况下，可能出现慢性踝关节不稳。要重点评估在踝关节机械性不稳之上的功能性不稳的程度。疼痛可能源自踝关节前外侧和跗骨窦，与踝关节内翻损伤有关。没有损伤史的功能性踝关节不稳也可能出现跗骨窦疼痛。虽然专业人士指导下的类固醇注射可能有助于短期减轻疼痛，但依旧要制定一个全面的稳定性方案来达到功能的长期改善。同样，也有研究报道了与足底跟舟韧带（弹簧韧带）负荷相关的内侧疼痛。由于其附着于跟骨支持带上，且靠近踇屈肌在距骨支持带处走行的沟，因此

区分肌腱和韧带以及通过该区域的生物力学应力是很重要的，生物力学因素是一个潜在的致病因素。

踝关节后方撞击综合征

与踝关节外侧不稳相关的踝关节活动范围增加和踝关节后方撞击综合征有很强的相关性。虽然研究发现有三角籽骨的舞者后方撞击的发生率较高，但这更有可能与半足尖和足尖训练所需的踝后方过大的活动范围有关，这些训练用到了极大的跖屈角度，使踝关节后侧的关节面相互靠近（照片 102、103）。

对于舞者来说，确定其是否存在与软组织或骨骼撞击有关的后方撞击症状很重要。三角骨（后隐窝中的副骨）或距骨后突（距骨后部延长的外侧结节）与此有临床相关性。MRI 是证实这一点的有用辅助手段。若没有涉及三角骨或距骨后突等骨性结构，就可以采取保守治疗的方法，休息以及通过生物力学调整（也可能是技术上的调整）对充分跖屈下相互靠近的结构相对减压，使用非甾体抗炎药（或者在其无效的情况下使用超声引导下的类固醇注射）等，这些方法非常有效。

在这些病例中，距下关节正确辅助运动的重要性不可低估。如果 MRI 检查发现三角籽骨信号增强，则提示骨性撞击，其存在可能导致症状复发。观察胫骨的并发信号变化有助于验证这一观点。在这种情况下，若要评估复发的风险，外科医师

案例 5：舞蹈中的急性踝关节扭伤

一位职业女性芭蕾舞者在一次跳跃落地时失稳导致 ATFL 创伤性撕裂，进行了 Brostrom（布拉斯托姆）重建手术。要在保证移植物良好愈合所需的生物学时间（通常要限制跖屈 6 周）和康复所需的活动范围之间取得平衡。此外，随着活动度的增加，肌力强化也很重要。鉴于此，康复计划可能要延长至 6 个月。不同时期的生物学时间表如下所示（表 30~39）。

1. 2 周的保护期，期间踝关节不能负重，

表 30　急性踝关节扭伤康复计划

周数 / 训练项目	1~2	3~4	5~6	7~11	12~18	19~26
不负重 / 核心以及活动范围						
抬高，不负重	•					
抬高，部分负重	•	•	•			
坐位伸膝——等长，直腿抬高及膝关节微屈（每 2 小时）	•	•	•			
踝关节主动和被动背伸（从第 6 周开始跖屈）（每 2 小时）		•	•跖屈	•		
踝关节等长收缩——所有方向（每 2 小时）		•	•			
核心训练 1（每天 2 次）		•	•			
核心 / 本体感觉 / 力量						
本体感觉训练 1				•	•	
步行训练（高膝位退步走）				•		
力量训练入门 1（每天）				•	•	
核心训练 2					•	•
本体感觉训练 2					•	•
力量训练 1（每周 3 天，每天 2 次）					•	•
跳跃本体感觉 / 地面反作用力 / 功能性力量						
抬脚（进阶到按节拍）					•	•
爆发力训练入门 1（每天；开始进行爆发力训练 1 时隔天进行）					•	•
水池把杆训练					•	•
跳水训练					•	•
爆发力训练（每周 3 次）					•	•
技能训练					•	•
功能整合						
上课（从把杆和核心开始）					•	•
排练						•
表演						•

且要抬高。

2. 用 4 周的时间恢复允许范围内的活动度（如前文所示，前 6 周跖屈可能受限）。

3. 约 6 周达到全范围的运动，并开始初始的本体感觉和力量训练。

4. 6 周巩固力量和本体感觉训练，并引入包括足尖训练准备在内的爆发力和技术训练。

5. 最后的 6~8 周强化爆发力，发展力量和耐力，并安排上课和排练等舞蹈活动的时间，以全面恢复功能性能力。

女性舞者有时会遇到另一个挑战，就是在康复过程中可能面临肌肉变得肥厚的困扰。考虑到这一点，在力量训练中不使用传统的基于 80%~100% 1RM 的重复次数和组数。可以使用血流限制训练来产生预期的生理要求。如果不耐受或是有禁忌证，可以调整"负重时间"来发展所需的功能性力量。然而，这可能意味着整个康复时间线的延长，以便有足够的时间在生理上适应训练。

表 31 核心训练

	重复次数	组数	组间休息
核心训练 1			
外展等长训练（0°/45°/90°）	保持 3×（6~10）秒/范围	3	6~10 秒
Sahrmann 腹斜肌练习	保持 8×（6~10）秒/范围	3	10 秒
Sahrmann 足跟点地	8–12	3	30 秒
抗阻蚌式	8–12	3	30 秒
侧卧位画圈	8–12	3	30 秒
俯卧位伸髋	8–12	3	30 秒
屈膝旋腿	8–12	3	30 秒

表 32 核心训练

	重复次数	组数	组间休息
核心训练 2			
瑞士球滚动	8~12	3	30 秒
瑞士球臀桥	8~12	3	30 秒
瑞士球腘绳肌臀桥	8~12	3	30 秒
瑞士球折刀腿训练	8~12	3	30 秒
瑞士球短跑模拟训练	8~12	3	30 秒

案例 5：舞蹈中的急性踝关节扭伤（续）

表 33　本体感觉训练

	重复次数	组数	组间休息
本体感觉训练 1			
睁眼弹力垫训练	6×10 秒 保持	3	10 秒
闭眼弹力垫（需要时提供支持）训练	6×10 秒 保持	3	10 秒
睁眼瑜伽垫训练	6×10 秒 保持	3	10 秒
闭眼瑜伽垫（需要时提供支持）训练	6×10 秒 保持	3	10 秒
BIODEX 稳定极限（靠近目标）训练	3×1 分钟 3 个目标	2	1 分钟

表 34　本体感觉训练进阶

	重复次数	组数	组间休息
本体感觉训练 2			
单腿蹲起	8~12	3	30 秒
单腿三向延伸与起身	8~12	3	30 秒
单腿不稳定平面下蹲	8~12	3	30 秒
不稳定平面上弓箭步	8~12	3	30 秒
不稳定平面上外旋	8~12	3	30 秒
不稳定平面上反向弓箭步	8~12	3	30 秒

表 35　力量训练入门

	重复次数	组数	组间休息
力量训练入门			
阻力带推拉	15~25	4	30 秒
水池蹲起——进阶到外旋	15~25	4	30 秒
核心床蹲起——进阶到外旋	15~25	4	30 秒

表 36　力量训练

	重复次数	组数	组间休息
力量训练			
抗自重下蹲	8~12	3	30 秒
抗自重侧蹲	8~12	3	30 秒
直线斜拉	8~12	3	30 秒
动态斜拉	8~12	3	30 秒
外旋螃蟹步	10m×2	4	30 秒
提踵（用阻力带进行等长内翻）	15~25	4	30 秒

表 37 爆发力训练入门

爆发力训练入门	重复次数	组数	组间休息
弹性提踵	8~12	3	30 秒
核心床跳跃训练	8~12	3	30 秒
绳梯训练–单脚跳及交叉步	15 米	4	30 秒
单脚跳并保持	8~12	3	30 秒
迷你跨栏训练（前向、侧向）	15 米	4	30 秒

表 38 爆发力训练

爆发力训练	重复次数	组数	组间休息
足尖跳	30 秒	1	30 秒
单脚跳并保持（前向和后向）	6~8	1	30 秒
单脚跳并保持（侧向）	6~8	1	30 秒
蹲跳	6~8	1	30 秒
侧蹲弹跳	6~8	1	30 秒
分腿蹲跳	6~8	1	30 秒
跳箱爆发跳（双腿到双腿）	6~8	1	1 分钟
跳箱爆发跳（双腿到单腿）	6~8	1	1 分钟
跳箱爆发跳（单腿到双腿）	6~8	1	1 分钟
跳箱爆发跳（单腿到单腿）	6~8	1	1 分钟
跳箱控制落地（双腿到双腿）	6~8	1	1 分钟
跳箱控制落地（双腿到单腿）	6~8	1	1 分钟

表 39 踝关节活动训练

训练与进阶	描述：踝关节活动	渐进性超负荷		
	每天练习前进行	每组重复次数	组数	组间休息
1. 屈膝后拉	Mulligan 动态松动（用松动带将腓骨向后滑动）	8~10	2~3	30 秒
2. 抬脚（按节拍跳动）	足跟离墙 30cm，向后靠墙，足跟承受压力和重量——向上提起足部 / 足趾（背伸），有控制地回到地面	15~25	2~3	20~30 秒
3. 提踵	站在台阶的边缘，确保通过第一和第二跖骨头承重，抬起至半足尖点地；可进阶到单腿	15~25	2~3	20~30 秒
4. 足尖跳	在气垫上训练	15	1~3	30 秒

的意见就很重要了。评估踝关节的功能和动力不稳及其与踝关节后方撞击综合征之间的关系是决定如何应对症状复发可能性的重要参考。

踝关节前方撞击综合征

同样，由于舞蹈运动活动范围的极端性，下蹲时出现踝关节前方撞击在舞者中很普遍。一般可能出现在前侧或前外侧。前侧撞击可能与胫骨的骨性改变和唇形骨赘有关。而前外侧撞击常与生物力学适应所致的距小腿关节内软组织负荷过重有关。下蹲动作（抗自重踝背伸）的生物力学检查是评估的重要组成部分（照片104）。完成背伸动作需要踝关节自身产生

内侧倾斜。在某些情况下，这种倾斜会异常增大，并造成外侧关节面的撞击。这可以通过非负重下的腓骨位移幅度来进一步评估。一般来说，腓骨在背伸时向头侧和略向外侧平移。对双侧踝关节进行比较，以确定该运动是否因腓骨异常而受阻，导致踝关节偏斜，并在距小腿关节处产生更大的内向移位。

足

这种运动模式与距下关节僵硬有关，也与跖跗关节的活动度增加有关。距下关节通过轻微调整后足的内外翻角度来维持姿势。距下关节变硬会使中足处的内外翻运动产生代偿性适应。这可

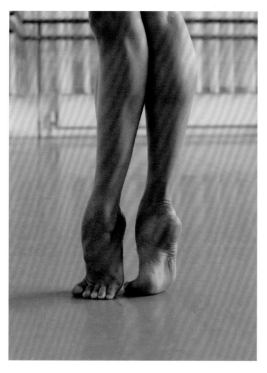

照片102　五位脚立半足尖

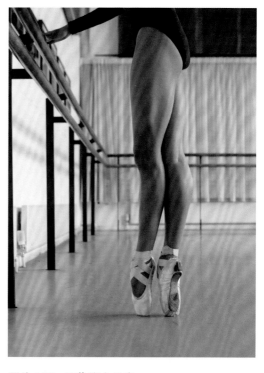

照片103　五位脚立足尖

能会增加以舟骨为主的足内侧结构的负
荷。此外，它可能还会造成第一跖趾关节
（metatarsolphalangeal joint，MTPJ）的负荷
增加。患有跗外翻的舞者可能会在病情恶
化的情况下出现以上问题。这可能还导致
第一束足底筋膜的疼痛。

与其他运动相比，前足在舞蹈运动中
更容易受伤。由于缺乏支持性的鞋子，加
上舞蹈的负重要求和具有挑战性的姿势，
舞者面临损伤风险。要减少这种情况，关
键是要关注足部固有的内在风险。需要了
解该区域的内在肌的作用，因为它们是
足弓的主要支撑结构。对从事舞蹈工作
的医疗保障人员来说，必须考虑包括跗短
屈肌、跗收肌和跗展肌在内的第一趾内在
肌。这些关键的内在肌和籽骨之间的关系
也是需要着重考虑的因素，因为跗短屈肌
和跗展肌的内侧都附着在籽骨内侧面，而
跗短屈肌和跗收肌的外侧都附着在籽骨外
侧面。跗外翻畸形在女性舞者中更为明
显，并且可能与舞者无法控制某些高压姿
势时的足尖动作有关。年轻舞者在开始进
行足尖动作练习时要仔细判断，确保足部
和腿部有足够的力量。

中足负荷的性质可能会使患一些难缠疾
病的风险增加。莫顿足趾表现为第二跖骨拉
长，对需要立足尖的舞者来说，这会使其第
二跖骨发生应力反应或骨折的风险增加。立
足尖姿势通常使用第一和第二趾负重，但由
于第二趾长度增加，这个节段也成了负荷集
中点。同样，舞者在减轻中足内侧负荷的同

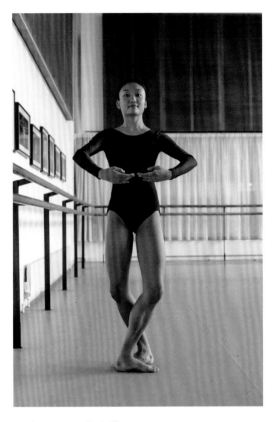

照片 104 五位脚跗

时，也会无意中加重中足外侧负荷。已有研
究报道了芭蕾舞演员的外侧楔骨会有压力反
应。关于舞者骰骨的讨论经久不息，有观点
认为骰骨会发生半脱位，引发一些症状。考
虑到该骨骼的形状和位置，这似乎不太可
能，但它在中足外侧生物力学中的作用却又
很重要，将其活动性与未受累的脚进行比较
是理解其在舞者足部症状中的作用的关键。
反复半立足尖动作会引发跖趾关节滑膜炎。
如出现足趾 V 形征，则说明跖趾关节处存在
刺激。减轻负荷并服用非甾体抗炎药可以缓
解症状。如果上述方法无效，可以选择更强
效的局部注射类固醇进行抗炎治疗。康复方

案需要包括对异常生物力学的纠正，同时发展半立足尖位置的足部控制和小腿功能。

虽然莫顿神经瘤在芭蕾舞演员中发病率很低，但也有过报道。专业芭蕾舞演员的足尖鞋是定制的。由于芭蕾舞的美学要求，通常会尽可能地缩窄鞋子，这会使跳舞时跖骨被推在一起从而引发患神经瘤的风险。医疗保健团队面临的挑战是确定神经瘤的临床意义。在现代运动医学中运用影像学诊断的机会越来越多。影像检查大概能显示出 10% 的神经瘤，超声检查中可观察到穆德斯（Mulders）卡点，但这两个发现都不一定有临床相关性。对每个患者自身症状的评估在解释神经瘤的相关性方面至关重要。如果舞者有临床意义重大的莫顿神经瘤，要检查他们的鞋，并确定他们目前是否需要对鞋进行上色，因为这会影响鞋子面料的弹性性能。

足弓被纤维状的足底筋膜进一步支撑。足底筋膜起于跟骨，分支连接到 5 个跖趾关节上。舞者的足跟痛并不少见。然而，区分不同的潜在来源是很重要的。除了足底筋膜炎外，还可能是足跟脂肪垫的挫伤所致。足跟脂肪垫是一个多腔减震结构，很容易在跳跃时遭受创伤性冲击。脂肪垫受到刺激的患者早上疼痛更严重，且持续一整天。足底筋膜炎患者早上也会出现疼痛加剧的症状，但患者可能发现这个区域会随着一天的活动而"变热"。症状可能随着低水平活动的增加而减少，但随着负荷或活动增加而加重。

处理与脂肪垫挫伤相关的足跟痛需要减少负荷。足底筋膜炎早期可以通过支持带和生物力学矫正来治疗。足底筋膜炎患者距下关节活动度减小的发生率较高，手法治疗可以很好地处理这个问题。当前的研究表明，冲击波疗法可能对这种功能障碍有所助益。

踝关节和足部骨折

舞蹈中会发生踝关节和足部的骨折，包括外踝撕脱性骨折和与内翻损伤相关的第五跖骨骨折。踝的骨折在舞蹈中很罕见，但在现代舞中似乎常见一些，因为现代舞中可能有更具挑战性的舞蹈编排，比如地面与空中相结合的动作等。此类骨折的分类采用丹尼斯 – 韦伯分型（Danis-Webber Type）系统。

- A：关节线以下。
- B：与关节线水平相齐。
- C：在关节线的上方。

A 型骨折是一种简单的骨折，可以根据疼痛进行管理，并且除了保护踝关节之外，可能不需要任何制动或治疗。B 型骨折需要进一步检查来确定其稳定性是否受影响。如果在负重 X 线检查中没有发现位移，就可以保守处理。传统的治疗通常是制动 6 周，根据骨折的程度、愈合和疼痛情况，从第 3 周到第 4 周开始部分负重。然而，最近科特坎加斯（Kortekangas）等

（2019）在《英国医学杂志》上发表的一项研究显示，对 B 型稳定骨折采取 3 周制动的结果并没有比 6 周制动的结果差。较短的制动期有助于减少固定的潜在负面影响，如肌肉萎缩和关节僵硬等。

C 型骨折也需要进一步检查，以确定其稳定性是否受影响。不稳定的 B 型和 C 型骨折需要参考手术医师的意见。若有骨折移位，则需要采取手术方法来获取稳定性，并检查距骨，检测软骨表面的损伤程度。

韧带联合撕裂产生的力导致旋前外旋Ⅲ度以上骨折（Maison-neuve 骨折）的情况很少见，但舞者高速内翻受伤后，也要对这类情况进行立即评估。此外，有时也要注意第五跖骨的螺旋形骨折。通常，治疗第五跖骨螺旋形骨折需要相对无负荷的休息，但若发生了琼斯骨折，则需要寻求外科医师的意见。由于舞蹈动作需要距小腿关节处受到反复的负荷，且要活动到极限范围，因此，若舞者在负重下蹲中出现疼痛，应该考虑距骨顶部的骨软骨缺陷问题。

舞蹈中的旋转动作可能会对中足产生重大影响。虽然患病率很低，但中足区域疑似跗跖关节的扭伤却很常见。第二跖骨的稳定性受 3 束跗跖关节韧带的影响。MRI 对确定韧带是否有损伤很敏感。如果第二跖骨和内侧楔骨出现高信号，则需要比较负重下前后向和斜向的 X 线片（立体观），以确定第二跖骨是否有横向位移。这也有助于确认韧带是否发生撕脱。跗跖

关节损伤的管理取决于其分级。像所有的扭伤一样，若是程度较轻，可最初应用 POLICE 原则（保护、最佳负荷、冰敷、加压、抬高）进行处理，然后逐步回归舞蹈；若是严重的扭伤，则需要一段时间的制动来保护受损的韧带。若在负重位下的 X 线片显示跗跖关节不稳，则需要寻求外科医师的意见。

舞蹈中的跟骨骨折通常是由跳跃时从距骨到跟骨的轴向高负荷引起的，但也可能是由舞蹈中跖屈和内翻损伤后跟骨前突问题所致。舞蹈中的跟骨骨折通常进行保守处理，但距骨突移位性骨折、后侧撕脱性骨折或大型骨折除外。同样，距骨骨折也不常见——通常是从高处坠落所致，但由于可能发生血液供应障碍和血管性坏死相关的并发症，需要密切关注和检查。可以采取保守或手术治疗。

踝关节和足部的肌腱病理

踝关节和足部的外侧会发生腓骨肌腱变性一类的适应性变化，与舞者的慢性踝关节不稳有关。在这种情况下，建议采用肌腱负荷计划，着重强化踝关节稳定性，并发展包括髋关节在内的上部运动链的支持与保护作用。腓骨脱位和半脱位与年轻运动员和舞者在足内翻背伸时的创伤有关。舞蹈中也需要考虑无创伤的腓骨脱位和半脱位的情况，肌腱区域支持带的反复损伤是潜在的不稳风险，特别是当损伤发生在腓骨浅沟中时。腓骨肌腱半脱位的治疗无

论是一段时间的制动，还是进行腓骨支持带的手术修复，都可能会使腓骨沟加深。踝关节外侧和小腿疼痛可能是撕裂所致。保守治疗的预后往往较差，可能需要手术干预。

对运动人群来说跟腱病是一种具有挑战性的情况（表40）。研究表明，腓肠肌和比目鱼肌的离心负荷训练可以改善和控制跟腱症状。舞者的针对性力量训练会有大量的腓肠肌和比目鱼肌抗阻训练，或许这也是与其他跳跃运动相比舞蹈项目中跟腱炎发生率相对较低的原因。若舞者患上跟腱炎，对其跖屈能力的评估便很重要。伤后进行离心提踵（直膝和屈膝）训练非常有效。在这一时期探查和纠正任何生物力学异常都是很重要的。距下关节活动度降低，加上足底筋膜张力增加，表明有更整体性的力学负荷问题，可以通过有效的姿势控制来调控重心／压力带来的影响。有时，患者的疼痛水平会高到使他们无法承受负荷训练。在这种情况下，使用大容量的肌腱剥离注射（通常是生理盐水）可以有效地减轻疼痛，使康复继续进行。

与其他运动人群相比，舞者的跨长屈肌和胫骨后肌的适应性改变更为普遍。由于胫骨后肌的作用是启动跖屈，然后在跖屈位下稳定中足，因此，舞蹈中过多的提踵、立足尖和半立足尖的动作会使胫骨后肌有过劳伤的风险。与跟腱治疗一样，负荷训练在胫骨后肌腱病变的治疗中也是有用的，但效果取决于病因。进行全面的生物力学评估很有必要，包括评估足部以上的运动链，直到髋关节和骶髂关节。如果外旋失控，就会导致"舟骨下降"和胫骨后肌的离心负荷过大，因为胫骨后肌的作用是保持内侧纵弓的形态。股骨前倾控制的改善可显著抵消胫骨后肌的负荷，但却会使第一跖趾关节的负荷增加。再加上舞者对外旋动作的使用，会增加内侧籽骨的负荷，导致籽骨的病理性改变，包括籽骨炎、压力反应和骨折等。内侧籽骨的位置受第一趾骨角度的影响。在跗外翻畸形的情况下，内侧籽骨可能处于负重更多的位置，大大增加了其受伤的可能性。

胫骨后肌腱病的康复和训练包括生物力学模式矫正和股骨前倾的离心控制（表41）。此外，通过跖屈运动施加离心负荷对提高肌腱的拉伸负荷能力很重要。如果采用更高负荷的策略，则应安排减负日，作为恢复的一部分。然而，这些须与合理的长期训练负荷相平衡，以使舞者具备强健的能力，能够耐受平时的舞蹈训练。表41展示了一个早期至中期康复的例子。

跨长屈肌腱病和分层性撕裂在芭蕾中已有报道。舞者用跨趾来帮助突出立足尖，并保持姿势的稳定，这就增加了这块肌肉的负荷。分层性撕裂很难发现，因为MRI和超声检查对这种小的组织变化未必敏感。临床病史和患者对治疗和康复方案的反应有时会为这一领域的进一步研究提供额外证据。

运动医学文献中有对腕关节交叉综合

表 40　跟腱病治疗方案

腱病疗程	时间（秒）	重复次数	组数
制动			
泡沫轴放松——股四头肌、腘绳肌、臀肌和小腿肌肉	20~60		
神经肌肉易化——等长训练			
臀大肌 / 臀中肌屈伸位下的等长收缩	8	8	2
踝跖屈等长收缩	45~60	4	2
使用弹力带在膝微屈位进行腓骨向后滑动	无特殊要求		
离心 / 力量训练			
离心训练			
离心提踵训练（直腿）（每天 2 次进阶到每天 3 次）	无特殊要求	15	3
离心提踵训练（屈腿）（每天 2 次进阶到每天 3 次）	无特殊要求	15	3
离心髋外旋训练	无特殊要求	15	3
功能整合			
起跳并单腿保持（通过髋膝踝控制性落地）		12~15	3~4
足跟下落弹起节拍性训练（外旋位）		12~15	3~4
跳箱落地训练（通过髋膝踝控制性落地）		12~15	3~4
跳箱起跳训练（通过髋膝踝控制性落地）		12~15	3~4

征的描述，即发生在拇长展肌和拇短伸肌处的交叉和刺激。虽然这种情况在踝关节处并不常见，但对舞者来说，要考虑足部亨利主结（Master Knot of Henry）处的交叉综合征，即发生在舟骨附近趾长屈肌腱从拇长屈肌上方斜穿过的区域。舞者可能出现足底中部痛，这可能是从局部炎症改变到结节纤维化过程中的不同病理阶段所致。在仅发生炎症改变的情况下，减轻负荷和抗炎药物的应用可能足够应对。但在发生纤维化的情况下，可能需要参考外科医师的意见。

足底损伤

足底损伤可发生在拇趾或小趾的跖趾关节。足底是一个复杂的区域，跖趾关节下有许多结构，如软骨板结构。该结构起自与跖骨干骺端骨膜相连的薄滑膜附着点，通过坚固的纤维软骨附着在近节趾骨基底部，由足底筋膜、辅助性副韧带、跖横韧带、骨间肌腱和屈肌腱的纤维鞘额外支持。跖板在负重时为跖趾关节提供稳定性和缓冲作用，在步行或立半足尖姿势时被动伸展来起作用。跖骨头的脂肪垫在跖板上移动以覆盖跖骨头并起到减震器的作用。此外，跖板还能抵抗纵向拉伸负荷，并通过足底筋膜来支持绞盘机制。它还为跖间韧带和副韧带提供附着点，抵抗内外翻张力和背侧不稳的情况。

这一区域的损伤很可能是由异常的

表 41   胫骨后肌康复方案

训练与进阶	说明：阶段 A （每周 3 天，每天 2 次）	渐进式超负荷训练		
		每组重复次数	组数	组间休息
1. 侧卧髋关节等长伸展		3~5/ 腿，保持 7 秒	2	每次收缩间隔 3 秒
2. 侧卧髋关节外旋		3~5/ 腿，保持 7 秒	2	每次收缩间隔 3 秒
3. 瑞士球直腿臀桥	仰卧位，脚放在瑞士球上	10~12	2	30 秒
4. 瑞士球反式臀桥	肩支撑在瑞士球上	10~12	2	30 秒
5. 侧卧抬腿（内旋）	保持 5 秒 – 可在踝关节处加负重（2kg）	6~8	3.	30 秒
6. 侧卧抬腿（外旋）	保持 5 秒 – 可在踝关节处加负重（2kg）	6~8	3.	30 秒
7. "跨步"胫骨后肌下落	强调内侧纵弓的压扁和拱起	6~8	3.	30 秒
8. 弹力带抗阻怪物行走	在保持内侧纵弓的同时，通过小腿施加压力	10/ 方向	2	30 秒
9. 胫骨后肌等长收缩拉动提踵	弹力带在 45° 位下向内拉动提踵可以使胫骨后肌等长收缩	15~25	2~3	30 秒

生物力学和负荷所引起的结构薄弱或创伤性负荷，或两者的结合造成的。足底损伤的处理可采取保守治疗或手术治疗，主要取决于损伤程度和稳定性受影响程度。针对跖趾关节稳定性的改良拉赫曼斯（Lachmanns）试验称为汉密尔顿 – 汤普森（Hamilton–Thompson）抽屉试验，可用于足底稳定性分级，分级范围从 G0（稳定）到 G4（关节脱位）。无论是手术治疗还是保守治疗，对生物力学模式的纠正是至关重要的。由于跖板在缓冲和稳定跖趾关节方面的作用，确定三重屈曲动作的运动能力是很重要的，如深蹲、蹲和半足尖。通过创建最优的后链控制，可以移动重心并减轻跖趾关节和跖板处的负荷。此外，考虑到它在抵抗纵向拉伸负荷方面的作用，及通过足底筋膜对绞盘机制的支持作用，发展髋外旋肌、胫骨后肌和足内在肌的离心控制，来强化对股骨前倾和舟骨下降的控制便至关重要。

结　论

无论被认为是艺术家还是运动员，舞者所做的工作都是无与伦比的。他们能通过讲故事来唤起情感，流畅的动作使其有别于其他职业运动员（照片105）。尽管舞蹈诸如力量和体能等生理变量与那些高强度运动并不一样，但科学家不能不重视舞者所完成的功能输出。

与高表现力运动相比，舞蹈仍然是一门相对缺乏支持的科目。在高表现力运动中，商业化资金的流入，能使其得到更好的支持，并促进医疗保健方面的研究和投资。本书的目的是直面这些困境：为舞者提供适当的医疗关怀，强调当前损伤可能适用的病因学模型，以及如何运用这些信息来减少损伤带来的影响。显然，结构良好的损伤数据收集，以及在舞蹈行业工作的临床医师提供的案例，有助于监测舞蹈损伤，并使医疗保健从业人员了解损伤带来的影响。

辅助训练在舞蹈中的作用已经十分重要。虽然舞蹈传统上依赖于非常偏重功能的训练方法，但包括舞蹈医学在内的运动科学知识的进步已经证明，辅助训练可以支持和提高表演能力，并减少受伤的风险。力量、爆发力和肌肉耐力在舞者的支持保护中起着关键作用。

舞蹈损伤预防方案的构建包括病因模型和针对内在、外在及可变风险因素的目标层面。早期损伤管理遵循与运动损伤相同的模式，采用POLICE原则（保护、最佳负荷、冰敷、加压、抬高），最近的发展围绕最佳负荷，是对传统的ICE和PRICE原则（保护、休息、冰敷、加压、抬高）的重要补充。

舞者的生物力学模式失调可能会影响损伤的表现，如果想要对患者进行有效管理和取得好的结果，医疗保健从业人员必须意识到这种潜在的影响。可以使用混合干预模型这种方式，使舞者采取恰当的康复计划。该模型建立在损伤的关键限制因素之上，即疼痛或结构损伤、病因或运动无力，及所需的结果。然后将这些与康复

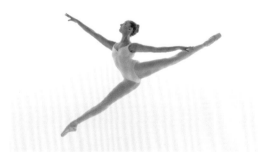

照片105　西颂步（柯斯蒂·沃克摄）

计划三个组成部分（神经肌肉易化、薄弱环节的训练、功能整合训练）的相对占比联系起来，考虑从早期或急性损伤期到损伤末期的各个阶段，这些因素是如何变化的。作为薄弱环节训练的一部分，血流限制训练是在低负荷时改善力量不足的一种方法。回归舞蹈的标准和测试，以及长期的康复计划是至关重要的。

身体各个部位的解剖和生物力学与舞蹈及其损伤之间存在明确的联系。有些损伤的结果可能很严重，运动医学界也越来越认识到有必要制定健全的恰当的管理策略。脑震荡就是一个例子。尽管与接触性运动相比，舞蹈运动中脑震荡的发生率相对较低，但也必须正确处理。还有一些针对舞蹈中发生率较高的损伤，比如足部和踝关节的损伤，以及外侧韧带扭伤或足跟撞击等的策略。

临床医师在舞蹈中的工作有很多需要注意的因素，特别是当工作对象是青少年和儿童舞者时。就像生长对运动损伤的影响一样，其对舞蹈损伤的影响也是目前正在探索的一个领域。反复负荷对未成熟关节和骨的影响是一个重要的考虑因素。如果要减少某些儿科疾病（如胫骨粗隆骨软骨病或跟骨骨骺炎，甚至是发展中的脊柱侧凸）对今后生活的影响，就需要进行特别关注。对于青少年运动员在高强度运动环境中所需的生理功能，运动科学家已经确定了其关键点。典型的运动员长期发展时间表应着眼于诸如速度、力量、技能或运动能力等方面的可训练性窗口，并根据年轻运动员发育的不同时期进行定位。这可以通过监测峰值速度的变化来确定（如身高突增）。在舞蹈中，还可以扩展到对某个年龄舞者是否适合从事立足尖动作这样的高风险活动等情况。在体育运动中，使用生理年龄通常是不合适的，因为儿童的生理年龄和发育年龄之间可能有显著的差异。决策时需要考虑这两方面，同时要对整个小腿动力链的力量和技术能力进行充分的评估。过早进行足尖动作可能会导致年长后踇外翻的发展。

对舞者来说，另一个主要考虑的因素是受伤带来的心理影响和表演要求所带来的压力。越来越多的研究表明，某些性格类型的人会被竞争性和高运动表现的环境所吸引。临床医师有责任关注舞者陷入心理健康和情绪问题的风险。专业舞者通常在很小的时候就开始了他们的舞蹈生涯，很多人在 11 岁时就进入职业学校接受训练。当面对损伤时，长年对舞蹈的投入可能会导致焦虑，如果损伤对职业产生了潜在的威胁，焦虑情况可能会尤其严重。理解这些问题是对舞者进行整体管理的一个重要部分，且在制订康复计划时也要考虑在内。舞蹈演员必须在心理上做好重返舞蹈的准备，同时也要做好身体上的准备。心理准备贯穿康复过程的所有阶段，心理准备作为康复的一部分，在舞蹈中十分有效。

"为健康而舞"的提议正在不断增加，因为舞蹈是维持普通民众身心健康的一种方式。特别是对那些不喜欢运动的人来说，它是一种极好的锻炼形式，所以为了支持每一个参与者，继续发展舞蹈医学知识至关重要，让我们"舞动人生"！

参考文献

Allen, N., Neville, A., Brooks, J., Koutedakis, Y. & Wyon, M. (2012). Ballet injuries: injury incidence and severity over one year. J Orthop Sports Phys Ther Sep;42(9), pp.781–90

Allen, N., Neville, A., Brooks, J., Koutedakis, Y. & Wyon, M. (2013). The Effect of a Comprehensive Injury Audit Programme on Injury Incidence in Ballet: A 3-Year Prospective Study Clin J Sport Med. 2013 Sep; 23(5):373–8. doi: 10.1097/JSM.0b013e3182887f32

Allen, N. & Williams, W. (2014). Musculoskeletal Injuries in Dance: A Systematic Review DOI: 10.4172/2329–9096.1000252

Allen, N. & Wyon, M. (2008). Dance Medicine: Athlete or Artist. SportEx Medicine, 35, pp.6–9

Andrews, J., Guyatt, G., Oxman, A., Alderson, P. et al. (2013). GRADE guidelines: 14. Going from evidence to recommendations: the significance and presentation of recommendations. Journal of Clinical Epidemiology. 66(7), pp.719–725

Angioi, M., Twitchett, E., Metsios, G., Koutedakis, Y. & Wyon, M. (2009). Association between selected physical fitness parameters and aesthetic competence in contemporary dance. Journal of Dance Medicine and Science, 13(4), pp.115–123

AQA (2009) Awarding body for A-levels, GCSEs and other exams. Available at aqa.org.uk/index.php
Arthur, W., Bennet, W., Stanush, P. & McNelly, T. (1998). Factors that influence skill decay and retention: A quantitative review and analysis. Human Performance, 11(1), pp.57–101

The Arts Council (2009). Dance Mapping: a window on dance. Available at artscouncil.org.uk/media/uploads/publications/dance_mapping_full_report.pdf
Asplund, C. & Ross, M. (2010). Core stability and bicycling. Current Sports Medicine Reports, 9(3), pp.155–160

Augustsson, S., Augustsson, J., Thomée, R. & Svantesson, U. (2006). Injuries and preventive actions in elite Swedish volleyball. Scandinavian Journal of Medicine and Science in Sports, 16(6), pp.433–440

Bahr, R. (2009). No injuries, but plenty of pain? On the methodology for recording overuse symptoms in sports. British Journal of Sports Medicine, 43(13), pp.966–972

Bahr, R. & Holme, I. (2003). Risk factors for sports injuries – a methodological approach. British Journal of Sports Medicine, 37(5), pp.384–392

Bahr, R. & Krosshaug, T. (2005). Understanding injury mechanisms: a key component of preventing injuries in sport. [Review]. British Journal of Sports Medicine, 39(6), pp.324–329

Balshem, H., Helfand, M., Schünemann, H., Oxman, A., Kunz, R., Brozek, J., Vist, G., Falck-Ytter, Y., Meerpohl, J., Norris, S. & Guyatt, G. (2011) GRADE guidelines: 3. Rating the quality of evidence. Journal of Clinical Epidemiology. 64(4), pp.401–406

Banton, R. (2012). The Journal of the Spinal Research Foundation 7(2012), pp.12–20

Batt, M. E., Jaques, R. & Stone, M. (2004). Preparticipation Examination (Screening): Practical Issues as Determined by Sport: A United Kingdom Perspective. Clinical Journal of Sport Medicine, 14(3), pp.178–182

Batten, Taylor, Cook, Pizzari, & Charlton. (2010). Key musculoskeletal screening tests used in Australian Football have limited reliability. Journal of Science and Medicine in Sport, 12, e167

Beales, D., O'Sullivan, Peter, & Briffa, N. (2009a). Motor Control Patterns During an Active Straight Leg Raise in Chronic Pelvic Girdle Pain Subjects. Spine, 34, pp.861–870

Beales, D., O'Sullivan, Peter, & Briffa, N. (2009b). Motor Control Patterns During an Active Straight Leg Raise in

Pain-Free Subjects. Spine, 34, pp.E1-E8

Beattie, K. A., Bobba, R., Bayoumi, I., Chan, D., Schabort, I., Boulos, P. et al. (2008). Validation of the GALS musculoskeletal screening exam for use in primary care: a pilot study. BMC Musculoskeletal Disorders, 9, 115, pp.1–8

Bennell, K., Tully, E. & Harvey, N. (1999). Does the toe-touch test predict hamstring injury in Australian rules footballers? Australian Journal of Physiotherapy, 45(2), pp.103–109

Bennell, K. L., Khan, K. M., Matthews, B. L. & Singleton, C. (2001). Changes in hip and ankle range of motion and hip muscle strength in 8–11 year old novice female ballet dancers and controls: a 12 month follow up study. British Journal of Sports Medicine, 35(1), pp.54–59

Bennett, J. E., Reinking, M. F., Pluemer, B., Pentel, A., Seaton, M. & Killian, C. (2001). Factors contributing to the development of medical tibial stress syndrome in high school runners. Journal of Orthopaedic and Sports Physical Therapy, 31(9), pp.504–510

Boardley, I. Allen, N. et al. (2015). Nutritional, medicinal, and performance enhancing supplementation in dance. Performance Enhancement and Health 4(1)

Bowling, A. (1989). Injuries to dancers: prevalence, treatment, and perceptions of causes. British Medical Journal (Clinical Research Ed.), 298(6675), pp.731–734

Bradley, P. S. & Portas, M. D. (2007). The relationship between preseason range motion and muscle strain injury in elite soccer players. Journal of Strength and Conditioning Research, 21(4), pp.1155–1159

Briggs, J., McCormack, M., Hakim, A. J., & Grahame, R. (2009). Injury and joint hypermobility syndrome in ballet dancers – a 5-year follow-up. Rheumatology, 48(12), pp.1613–1614

Briggs, M. Givens, D. Best, T. & Chaudhari, A. (2013). Lumbopelvic neuromuscular training and injury rehabilitation: a systematic review. Clinical Journal of Sport Medicine, 23 pp.160–171

Brinson, P. & Dick, F. (1996). Fit to dance? The report of the national inquiry into dancers' health and injury. London: Calouste Gulbenkian Foundation

British Association of Sports and Exercise Medicine. (2010). Aims – Activities. Available from http://www.

basem.co.uk/aims-activities/201/false/39/201

Bronner, S. & Brownstein, B. (1997). Profile of dance injuries in a Broadway show: a discussion of issue in dance medicine epidemiology. Journal of Orthopaedic and Sports Physical Therapy, 26(2), pp.87–94

Bronner, S., Ojofeitimi, S. & Mayers, L. (2006). Comprehensive surveillance of dance injuries: a proposal for uniform reporting guidelines for professional companies. Journal of Dance Medicine and Science, 10(3–4), pp.69–80

Bronner, S., Ojofeitimi, S. & Rose, D. (2003). Injuries in a modern dance company. Effect of comprehensive management on injury incidence and time loss. American Journal of Sports Medicine, 31(3), pp.365–373

Brooks, J. H., Fuller, C. W., Kemp, S.P., Reddin, D. B. (2005). A prospective study of injuries and training amongst the England 2003 Rugby World Cup squad. British Journal of Sports Medicine, 39(5), pp.288–293

Brooks, J. H. M., & Fuller, C. W. (2006). The Influence of Methodological Issues on the Results and Conclusions from Epidemiological Studies of Sports Injuries: Illustrative Examples. Sports Medicine, 36(6), pp.459–472

Brooks, J. H. M., Fuller, C. W., Kemp, S. P. T. & Reddin, D. B. (2005a). Epidemiology of injuries in English professional rugby union: part 1 match injuries. British Journal of Sports Medicine, 39(10), pp.757–766

Brooks, J. H. M., Fuller, C. W., Kemp, S. P. T. & Reddin, D. B. (2005b). Epidemiology of injuries in English professional rugby union: part 2 training Injuries. British Journal of Sports Medicine, 39(10), pp.767–775

Brozek, J., Akl, E., Alonso-Coello, P. et al. for the GRADE Working Group (2009). Grading quality of evidence and strength of recommendations in clinical practice guidelines. Part 1 of 3. An overview of the GRADE approach and grading quality of evidence about interventions. Allergy, 64: pp.669–677

Brozek, J. Akl, E. Jaeschke, R. et al. for the GRADE Working Group (2009). Grading quality of evidence and strength of recommendations in clinical practice guidelines. Part 2 of 3. The GRADE approach to grading quality of evidence about diagnostic tests and strategies. Allergy, 64: pp.1109–1116

Brozek, J. Akl, E. Compalati, E. et al. for the GRADE Working Group (2011). Grading quality of evidence and strength of recommendations in clinical practice guidelines.

Part 3 of 3. The GRADE approach to developing recommendations. Allergy, 66: pp.588–595

Brunetti, M. Shemilt, I. Pregno, S. Vale, L. et al. (2013) GRADE guidelines: 10. Considering resource use and rating the quality of economic evidence. Journal of Clinical Epidemiology, 66,2: pp.40–150

Brushoj, C. Larsen, K. Albrecht-Beste, E. Bachmann Nielsen, M. Loye, F. & Homlich, P.(2008). Prevention of overuse injuries by a concurrent exercise programme in subjects exposed to an increase in training overload: A randomized controlled trial of 1020 Army recruits. American Journal of Sports Medicine, 36, pp.663–672

Chorbra, R., Chorbra, D., Bouillon, L., Overmyer, C. & Landis, J. (2010). Use of a functional movement screening tool to determine injury risk female collegiate athletes. North American Journal of Sports Physical Therapy, 5, 2: 47–54

Chmelar, R., Fitt, B., Schultz, R., Ruhling, O. & Zupan, M. (1987). A survey of health, training and injuries in different levels and styles of dancers. Medical Problems of Performing Artists, 2(2), pp.61–66

Choi, B. K. L., Verbeek, J. H., Tam, W. W. S. & Jiang, J. Y. Exercises for prevention of recurrences of low-back pain. Cochrane Database of Systematic Reviews 2010, Issue 1. Art. No.: CD006555. DOI: 10.1002/14651858.CD006555. pub2

Clippinger, K. S. (2005) 'Biomechanical Considerations in Turnout.' In Solomon, Ruth (ed.), Preventing Dance Injuries. 2nd ed, Champaign, Ill., Human Kinetics, 2005, pp.109;135–150.

Comerford, M. J. (2006). Screening to identify injury and performance risk: movement control testing – the missing piece of the puzzle. SportEX Medicine 29, pp.1–26

Cook, E., Burton, L., & Hogenboom, B. (2006a). The use of fundamental movements as an assessment of function – Part 1. North American Journal of Sports Physical Therapy, 1, pp.62–72

Cook, E., Burton, L., & Hogenboom, B. (2006b). The use of fundamental movements as an assessment of function – Part 2. North American Journal of Sports Physical Therapy, 1, pp.132–139

Coplan, J. (2002) Ballet dancers' turnout and its relationship to self-reported injury. Orthopaedic and Sports Physical Therapy, 32, pp.11, 579–584

Coughlan, G. & Caulfield, B. (2007). A 4-week neuromuscular training program and gait patterns at the ankle joint. Journal of Athletic Training, 42(1);51–59

Craig, P. (2008) Developing and evaluating complex interventions: the new Medical Research Council guidance. British Medical Journal vol. 337 pp. 1655–1680

Cusi, M. F., Paradigm for assessment and treatment of SIJ mechanical dysfunction, Journal of Bodywork & Movement Therapies (2010), doi: 10.1016/j.jbmt.2009.12.004

Dahlstrom, M., Inasio, J., Jansson, E. & Kaijser, L.(1996) Physical fitness and physical effort in dancers: a comparison of four major dance styles. Impulse, 4: pp 193–209

Dahm, P. & Djulbegovic, B. (2011) The Australian FORM approach to guideline development: the quest for the perfect system. BMC Medical Research Methodology, 11:17

DanceUK (2010). Dance UK – The National Voice For Dance – Dance Facts and Stats. Available at http://www.danceuk.org/metadot/index.pl?iid=25043&isa=Category

Dankaerts, W., O'Sullivan, P., Burnett, A. & Straker, L. (2006). Differences in sitting postures are associated with nonspecific chronic low back pain disorders when patients are subclassified. Spine, 31 (6), pp.698–704

de Loes, M. (1997). Exposure data. Why are they needed. Sports Medicine, 24(3), pp.172–175

Dennis, Finch, Elliot & Farhart (2008). The reliability of musculoskeletal screening tests used in cricket. Physical Therapy in Sport, 9, pp.25–33

Dennis, A. J., Finch, C. F., McIntosh, A. S. & Elliott, B. C. (2008). Use of field-based tests to identify risk factors for injury to fast bowlers in cricket. British Journal of Sports Medicine, 42(6), pp.477–482

De Vries, J. S., Krips, R., Sierevelt, I. N. et al. (2011). Interventions for treating chronic ankle instability. Cochrane Database of Systematic Reviews. 8:CD004124

Department of Health. (2009). Be Active Be Healthy. Available at http://www.dh.gov.uk/prod_consum_dh/groups/dh_digitalassets/documents/digitalasset/dh_094359.pdf

Drawer, S. & Fuller, C. W. (2001). Propensity for osteoarthritis and lower limb joint pain in retired professional soccer players... including commentary by Waddington I. British Journal of Sports Medicine, 35(6), pp.402–408

Elwood, J. (1988). Causal relationship in medicine. A practical system for critical appraisal. Oxford University Press

Emery, C. Meeuwisse, W. (2007). The effectiveness of a neuromuscular prevention strategy to reduce injuries in youth soccer: a cluster-randomised control trial. British Journal of Sports Medicine, 44(8), pp.555–562

Engebretsen, L. & Bahr, R. (2005). An ounce of prevention? British Journal of Sports Medicine, 39(6), pp.312–313

Evans, R. W., Evans, R. I. & Carvajal, S. (1996). Survey of injuries among Broadway performers: Types of injuries, treatments and perceptions of performers. Medical Problems of Performing Artists, 11(1), pp.15–19

Federici, A., Bellagamba, S., Rocchi, M. (2005). Does dance-based training improve balance in adult and young subjects? A pilot randomized control trial. Aging clinical and experimental research, 17, (5), pp.385–389

Fentem, P. H. (1994). ABC of Sports Medicine: Benefits of exercise in health and disease. British Medical Journal, 308(6939), pp.291–1295

Finch, C. F. (1997). An overview of some definitional issues for sports injury surveillance. Sports Medicine, 24(3), pp.57–163

Fuller, C. W., Bahr, R., Dick, R. W. & Meeuwisse, W. H. (2007a). A framework for recording recurrences, reinjuries, and exacerbations in injury surveillance. Clinical Journal of Sport Medicine, 17(3), pp.97–200

Fuller, C. and Drawer, S. (2004). The application of risk management in sport. Sports Medicine, 34(6), pp.49–356

Fuller, C. W., Ekstrand, J., Junge, A., Andersen, T. E., Bahr, R., Dvorak, J. et al. (2006). Consensus statement on injury definitions and data collection procedures in studies of football (soccer) injuries. Scandinavian Journal of Medicine & Science in Sports, 16(2), pp.83–92

Fuller, C. W., Molloy, M. G., Bagate, C., Bahr, R., Brooks, J. H. M., Donson, H. et al. (2007b). Consensus statement on injury definitions and data collection procedures for studies of injuries in rugby union. Clinical Journal of Sport Medicine: Official Journal of The Canadian Academy Of Sport Medicine, 17(3), pp.177–181

Fuller, C. W., Ojelade, E. O. & Taylor, A. (2007c).

Preparticipation medical evaluation in professional sport in the UK: theory or practice? British Journal of Sports Medicine, 41(12), pp.890–896

Fransen, M., McConnell, S. Exercise for osteo-arthritis of the knee. (2008) Cochrane Database of Systematic Reviews. 4: CD004376. DOI: 10.1002/14651858. CD004376.pub2

Fransen, M., McConnell, S., Hernandez-Molina, G. & Reichenbach, S. (2009). Exercise for osteoarth-ritis of the hip. Cochrane Database of Systematic Reviews. 3: CD007912. DOI: 10.1002/14651858.CD007912

Gabbe, B. J., Bennell, K. L., Wajswelner, H. & Finch, C. F. (2004). Reliability of common lower extremity musculoskeletal screening tests. Physical Therapy in Sport, 5(2), 90–97

Gabbe, B. J., Finch, C. F., Bennell, K. L. & Wajswelner, H. (2003). How valid is a self-reported 12 month sports injury history? British Journal of Sports Medicine, 37(6), pp.545–547

Gabbett, T. J. (2003). Incidence of injury in semi-professional rugby league players... including commentary by Phillips J. H. British Journal of Sports Medicine, 37(1), pp.36–44

Gamboa, J. M., Roberts, L. A., Maring, J. & Fergus, A. (2008). Injury Patterns in Elite Preprofessional Ballet Dancers and the Utility of Screening Programs to Identify Risk Characteristics. Journal of Orthopaedic and Sports Physical Therapy, 38(3), pp.126–136

Garrick, J. G. and Requa, R. K. (1993). Ballet injuries: an analysis of epidemiology and financial outcome. American Journal of Sports Medicine, 21(4), pp.586–590

Gribble, P. A., Brigle, J., Pietrosimone, B. G., Pfile, K. R. & Webster, K. A. (2013) Intrarater reliability of the functional movement screen. Journal of Strength Conditioning Research, 27(4), pp.978–981

Guyatt, G., Oxman, A., Akl, E., Kunz, R., Vist, G., Brozek, J., Norris, S., Falck-Ytter, Y., Glasziou, P., de Beer, H., Jaeschke, R., Rind, D., Meerpohl, J., Dahm, P. & Schünemann, H. (2011) GRADE guidelines: 1. Introduction – GRADE evidence profiles and summary of findings tables. Journal of Clinical Epidemiology. 64, 4: pp.383–394

Guyatt, G., Oxman, A., Kunz, R., Atkins, D. et al. (April 2011) GRADE guidelines: 2. Framing the question and deciding on important outcomes. Journal of Clinical Epidemiology. 64, 4: pp.395–400

Guyatt, G., Oxman, A., Vist, G., Kunz, R. et al. (April 2011) GRADE guidelines: 4. Rating the quality of evidence – study limitations (risk of bias). Journal of Clinical Epidemiology. 64, 4: pp.407–415

Guyatt, G., Oxman, A., Montori, V., Vist, G. et al. (2011). GRADE guidelines: 5. Rating the quality of evidence – publication bias. Journal of Clinical Epidemiology. 64, 12: pp.1277–1282

Guyatt, G., Oxman, A., Kunz, R., Brozek, J. et al. (2011) GRADE guidelines 6. Rating the quality of evidence – imprecision. Journal of Clinical Epidemiology. 64, 12: pp.1283–1293

Guyatt, G., Oxman, A., Kunz, R., Woodcock, J. et al. (2011) GRADE guidelines: 7. Rating the quality of evidence – inconsistency. Journal of Clinical Epidemiology. 64, 12: pp.1294–1302

Guyatt, G., Oxman, A., Kunz, R., Woodcock, J. et al. (2011). GRADE guidelines: 8. Rating the quality of evidence – indirectness. Journal of Clinical Epidemiology. 64, 12: pp.1303–1310

Guyatt, G., Oxman, A., Sultan, S., Glasziou, P. et al. (2011) GRADE guidelines: 9. Rating up the quality of evidence. Journal of Clinical Epidemiology. 64, 12: pp.1311–1316

Guyatt, G., Oxman, A., Sultan, S., Brozek, J. et al. (2013) GRADE guidelines: 11. Making an overall rating of confidence in effect estimates for a single outcome and for all outcomes. Journal of Clinical Epidemiology. 66, 2: pp.151–157

Guyatt, G., Oxman, A., Santesso, N., Helfand, M. et al. (2013). GRADE guidelines: 12. Preparing summary of findings tables – binary outcomes. Journal of Clinical Epidemiology. 66, 2: pp.158–172

Guyatt, G., Thorlund, K., Oxman, A., Walter, S. et al. (2013) GRADE guidelines: 13. Preparing summary of findings tables and evidence profiles- continuous outcomes. Journal of Clinical Epidemiology. 66, 2: pp.173–183

Hakkinen, A., Makinen, H., Ylinen, J., Hannonen, P., Sokka, T., Neva, M., Kautiainen, H. & Kauppi, M. (2008). Stability of the upper neck during isometric neck exercises in rheumatoid arthritis patients with atlantoaxial disorders. Scandinavian Journal of Rheumatology, 37(5), pp.343–347

Halbertsma, J. P. K., Göeken, L. N. H., Hoff, A. L., Groothoff, J. W., & Eisma, W. H. (2001). Extensibility and stiffness of the hamstring in patients with nonspecific low back pain. Archives of Physical Medicine & Rehabilitation,

82(2), pp.232–238

Hamilton D, Aronsen P, Løken J, et al. (2006). Dance training intensity at 11–14 years is associated with femoral torsion in classical ballet dancers. British Journal of Sports Medicine, 40, pp.299–303

Hans-Wilhelm Mueller-Wohlfahrt, Lutz Haensel, Kai Mithoefer, et al. Terminology and classification of muscle injuries in sport: The Munich Consensus Statement. Br J Sports Med 2012;0:1–9. doi:10.1136/bjsports–2012–091448

Hayen, A., Dennis, R. and Finch, C. (2007). Determining the intra- and inter-observer reliability of screening tools used in sports injury research. Journal of Science and Medicine in Sport, 10(4), pp.201–210

Hayden, J., van Tulder, M. W., Malmivaara, A., & Koes, B. W. (2005) Exercise therapy for treatment of non-specific low back pain. Cochrane Database of Systematic Reviews 2005, Issue 3. Art. No.: CD000335. DOI: 10.1002/14651858.CD000335.pub2

Heintjes, E. M., Berger, M., Bierma-Zeinstra, S. M. A., Bernsen, R. M. D., Verhaar, J. A. N. & Koes, B. W. (2003). Exercise therapy for patellofemoral pain syndrome. Cochrane Database of Systematic Reviews, Issue 4. Art. No.: CD003472. DOI: 10.1002/14651858.CD003472

Herbert, R. D. & Gabriel, M. (2002). Effects of stretching before and after exercising on muscle soreness and risk of injury: systematic review. British Medical Journal, 325(7362), pp.468–473

Herman, K., Barton, C., Malliaras, P. & Morrissey, D. (2012). The effectiveness of neuromuscular warm-up strategies, that require no additional equipment, for preventing lower limb injuries during sports participation: a systematic review. BMC Medicine, 10:75

Hershman, E. (1984). The profile for prevention of musculoskeletal injury. Clinics in Sports Medicine, 3(1), pp.65–84

Hewett, T., Ford, K. & Myer, G. (2006). Anterior cruciate ligament injuries in female athletes: Part 2, a meta-analysis of neuromuscular interventions aimed at injury prevention. American Journal of Sports Medicine, 34(3), pp.490–498

Higher Education Statistics Agency. (2009). Available at hesa.ac.uk

Hides, J., Jull, G. & Richardson, C. (2001). Long-term effects of specific stabilizing exercises for first episode low back pain. Spine, 26(11), pp.243–248

Hincapie, C. A., Morton, E. J. & Cassidy, J. D. (2008). Musculoskeletal injuries and pain in dancers: a systematic review. Archives of Physical Medicine and Rehabilitation, 89(9), pp.1819–1829

Hodges, P. & Moseley, G. (2003). Pain and motor control of the lumbo-pelvic region: Effect and possible mechanisms. Journal of Electromyography and Kinesiology, 4, pp.361–370

Hodges, P. & Richardson, C. (1996). Inefficient muscular stabilization of the lumbar spine associated with low back pain: a motor control evaluation of transverse abdominis. Spine, 21, pp.2640–2650

Hodgson-Phillips, L. (2000). Sports injury incidence. British Journal of Sports Medicine, 34(2), pp.133–136

Hodgson, L., Gissane, C., Gabbett, T. & King, D. (2007). For Debate: consensus injury definitions in team sports should focus on encompassing all injuries. Clinical Journal of Sport Medicine, 17(3), pp.188–191

Hopper, L. & Allen, N (2013) Dance floor mechanical properties and dancer injuries in a touring professional ballet company DOI: 10.1016/j.jsams.2013.04.013

Hopper, L. & Allen, N. (2014) Dancer Perceptions of the Force Reduction of Dance Floors Used by a Professional Touring Ballet Company. Journal of Dance Medicine and Science: official publication of the International Association for Dance Medicine & Science 18(3)

Hubscher, M., Zech, A., Pfeifer, K., Hansel, F., Vogt, L. & Banzer, W. (2010). Neuromuscular training for sports injury prevention: a systematic review. Medicine and Science in Sports and Exercise, 42(3), pp.413–421

Hungerford, B., Gilleard, W. & Hodges, P. (2003). Evidence of altered lumbopelvic muscle recruitment in the presence of sacroiliac joint pain. Spine, 28(14), pp.1593–1600

Hupperets, M., Verhagen, E., Heymans, M., Bosmans, J., van Tulder, M. & van Mechelen, W. (2010). Potential savings of a program to prevent ankle sprain recurrence: economic evaluation of a randomized controlled trial. American Journal of Sports Medicine, 38(11), pp.2194–2200

International Association of Dance Medicine and Science (2009). IADMS. Available at http://www.iadms.org/displaycommon.cfm?an=8

Jacobs, C., Hincapie, C. & Cassidy, J. (2012). Musculoskeletal injuries and pain in dancers. A systematic review update. Journal of Dance Medicine and Science, 16(2), pp.4–84

Jadad, A., Cook, D., Jones, A., Klassen, T., Tugwell, P., Moher, M. & Moher, D. (1998). Methodology and reports of systematic reviews and meta-analyses: a comparison of Cochrane reviews with articles published in paper-based journals. Journal of the American Medical Association, 280 pp.278–280

Janda, D. H. (1997). Sports injury surveillance had everything to do with sports medicine. Sports Medicine, 24(3), pp.169–171

Jain, S. & Brown, D. R. (2001). Cultural dance: an opportunity to encourage physical activity and health in communities. American Journal of Health Education, 32(4), pp.216–222

Jones, R. S. and Taggart, T. (1994). Sport-related injuries attending the accident and emergency department. British Journal of Sports Medicine, 28(2), pp.110–111

Jull, G., Trott, P., Potter, H., Zito, G., Niere, K., Shirley, D. et al. (2002). A randomized controlled trial of exercise and manipulative therapy for cervicogenic headache. Spine, 27(17), pp.1835–1843

Kay, T. M., Gross, A., Goldsmith, C. H., Hoving, J. L. & Brønfort, G. Exercises for mechanical neck disorders. Cochrane Database of Systematic Reviews 2005, Issue 3. Art. No.: CD004250. DOI: 10.1002/14651858.CD004250.pub3

Khan, K., Brown, J., Way, S., Vass, N., Crichton, K., Alexander, R., et al. (1995). Overuse injuries in classical ballet. Sports Medicine, 19(5), pp.341–357

Kibler, W. B. Shoulder rehabilitation: principles and practice. Med Sci Sports Exerc. 1998 Apr; 30(4 Suppl):S40–S50. [PubMed]

Kibler, W. B. The role of the scapula in athletic shoulder function. Am J Sports Med. 1998 Mar-Apr; 26(2):325–337. [PubMed]

Kiesel, Plisky & Voight. (2007). Can serious injury in professional football be predicted by a preseason functional movement screen? North American Journal of Sports Physical Therapy, 2(3), pp.147–158

Klemp, P. & Learmonth, I. (1984). Hypermobility and injuries in a professional ballet company. British Journal of

Sports Medicine, 18, pp.143–148

Koutedakis, Y., Agrawal, A. & Sharp, N. C. C. (1999). Isokinetic characteristics of knee flexors and extensors in male dancers, Olympic oarsmen, Olympic bobsleighers, and non-athletes. Journal of Dance Medicine and Science, 2(2), pp.63–67

Koutedakis, Y. and Jamurtas, A. (2004). The dancer as a performing athlete: physiological considerations. Sports Medicine, 34(10), pp.651–661

Koutedakis, Y., Stavropoulos-Kalinoglou, A. & Metsios, G. (2005). The Significance of Muscular Strength in Dance. Journal of Dance Medicine and Science, 9(1), pp.29–34

Laws, H. (2005). Fit to Dance 2 – Report of the second national inquiry into dancers' health and injury in the UK. London: Newgate Press

Laws, H. (2003). Initial findings of the second national inquiry into dancers' health and injury in the UK: a comparison study. Journal of Dance Medicine and Science, 7(2), pp.62–63

Lee, A. J., Garraway, W. M., Hepburn, W. & Laidlaw, R. (2001). Influence of rugby injuries on players' subsequent health and lifestyle: beginning a long-term follow-up. British Journal of Sports Medicine, 35(1), pp.38–42

Levangie, P. & Norkin, C. (2005) Joint structure and function: A Comprehensive Analysis, 4th ed. Philadelphia, PA: F.A. Davis Co. Chicago/Turabian

Liederbach, M. (2010). Perspectives on dance science rehabilitation. Understanding the whole body mechanics and principals of motor control as a basis for healthy movement. Journal of Dance Medicine and Science, 14(3), pp.114–124

Liederbach, M. (1997). Screening for functional capacity in dancers: designing standardized, dance-specific injury prevention screening tools. Journal of Dance Medicine and Science, 1(3), pp.93–106

Liederbach, M. Higgins, Gamboa & J.M. Welsh (2012) Assessing and Reporting Dancer Capacities, Risk Factors, and Injuries: Recommendations from the IADMS Standard Measures Consensus Initiative. Journal of Dance Medicine and Science, 16(4) pp.139–153

Liederbach, M. & Richardson, M. (2007). The importance of standardized injury reporting in dance. Journal of Dance Medicine and Science, 11(2), pp.45–48

Lin, C.C., Delahunt, E. & King, E. (2012). Neuromuscular training for chronic ankle instability. Physical Therapy, 92:987–991

Lippert, L.S. (2011). Clinical Kinesiology and Anatomy, 5th ed. Philadelphia, PA: F.A. Davis.

Mansfield, P.J., & Neumann, D.A. (2009). Essentials of Kinesiology for the Physical Therapist Assistant. St. Louis, MO: Mosby Elsevier

Ljungqvist, A., Jenoure, P., Engebretsen, L., Alonso, J. M., Bahr, R., Clough, A., De Bondt, G., Dvorak, J., Maloley, R., Matheson, G., Meeuwisse, W., Meijboom, E., Mountjoy, M., Pelliccia, A., Schwellnus, M., Sprumont, D., Schamasch, P., Gauthier, J. B., Dubi, C., Stupp, H. & Thill, C. (2009). The International Olympic Committee (IOC) Consensus Statement on periodic health evaluation of elite athletes March 2009. British Journal of Sports Medicine, 43(9), pp.631–643

Luke, A. C., Kinney, S. A., D'hemecourt, P. A., Baum, J., Owen, M. & Micheli, L. J. (2002). Determinants of injuries in young dancers. Medical Problems of Performing Artists, 17(3), pp.105–112

Lundon, K., Melcher, L. and Bray, K. (1999). Stress fractures in ballet: a twenty-five year review. Journal of Dance Medicine and Science, 3(3), pp.101–107

Macintyre, J. & Joy, E. (2000). Foot and ankle injuries in dance. Clinics in Sports Medicine, 19(2), p.351–368

Manchikanti, L. (2008). Evidence-based medicine, systematic reviews, and guidelines in interventional pain management, part 1: introduction and general considerations. Pain Physician, 11: pp.61–186

Mandelbaum, B., Silvers, H., Watanabe, D., Knarr, J., Thomas, S., Griffin, L., Kirkendall, D. & Garett, W. (2005). Effectiveness of a neuromuscular and proprioceptive training program in preventing anterior cruciate ligament injuries in female athletes. American Journal of Sports Medicine. 33(7), pp.1003–1010

Marshall, P. W., Mannion, J. & Murphy, B. A. (2010). The eccentric, concentric strength relationship of the hamstring muscles in chronic low back pain. Journal of Electromyography & Kinesiology, 20(1), pp.39–45

Masouros, S. D. et al. (2010). Orthop Trauma, 2010, 24: 84–91

McCormack, M., Briggs, J., Hakim, A., & Grahame, R. (2004). Joint laxity and the benign joint hypermobility syndrome in student and professional ballet dancers. Journal of Rheumatology, 31(1), pp.173–178

McGill, S. (2010). Core training: evidence translating to better performance and injury prevention. Strength and Conditioning Journal, 32(3), pp.33–46

Meeuwisse, W. H. (1991). Predictability of sports injuries. What is the epidemiological evidence? Sports Medicine (Auckland, NZ), 12(1), pp.8–15

Meeuwisse, W. H. (1994). Assessing causation in sport injury: a multifactorial model. Clinical Journal of Sport Medicine, 4(3), pp.166–170

Meeuwisse, W. H. & Love, E. J. (1997). Athletic injury reporting: development of universal systems. Sports Medicine, 24(3), pp.184–204

Meeuwisse, W. H., Tyreman, H., Hagel, B. & Emery, C. (2007). A Dynamic Model of Etiology in Sport Injury: The Recursive Nature of Risk and Causation. Clinical Journal of Sport Medicine, 17(3), pp.215–219

Menetrey, J. & Fritschy, D. (1999). Subtalar subluxation in ballet dancers. American Journal of Sports Medicine, 27(2), pp.143–149

Mens, J., Stam, H., Vleeming, A. & Snijders, C. (1995). Active straight-leg raising. A clinical approach to the load transfer function of the pelvic girdle. Rotterdam: ECO.2nd Interdisciplinary World Congress on Low Back Pain, pp.207–220

Milan, K. R. (1994). Injury in ballet: a review of relevant topics for the physical therapist. Journal of Orthopaedic and Sports Physical Therapy, 19(2), pp.121–129

Milan, K. (1996). Literature review of common injuries in the performing artist. Orthopaedic Physical Therapy Clinics of North America, 5(4), pp.421–453

Minick, K. I., Kiesel, K. B., Burton, L., Taylor, A., Plisky, P. & Butler, R. J. (2010). Interrater reliability of the functional movement screen. Journal of Strength and Conditioning Research, 24(2), pp.79–486

Miyamoto, R. G., Dhotar, H. S., Rose, D. J. & Egol, K. (2009). Surgical treatment of refractory tibial stress fractures in elite dancers: a case series. The American Journal of Sports Medicine, 37(6), pp.1150–1154

Moher, D., Liberati, A., Tetzlaff, J., Altman, D. The PRISMA Group (2009). Preferred reporting items for systematic reviews and meta-analysis: The PRISMA statement. PLoS Med, 6(6): e1000097.doi:10.137/journal. pmed 1000097

Moseley, G. & Hodges, P. (2006). Reduced variability of postural strategy prevents normalisation of motor changes induced by back pain: A risk factor for chronic trouble? Behavioural Neuroscience, 120(2), pp.474–476

Mottram, S. & Comerford, M. (2008). A new perspective on risk assessment. Physical Therapy in Sport, 9(1), pp.40–51

Murphy, D. F., Connolly, D. A. J. & Beynnon, B. D. (2003). Risk factors for lower extremity injury: a review of the literature. British Journal of Sports Medicine, 37(1), pp.13–29

Myer, G., Ford, K., Palumbo, J. & Hewett, T. (2005). Neuromuscular training improves performance and lower extremity biomechanics in female athletes. Journal of Strength and Conditioning Research, 19(1), pp.51–60

Myklebust, G. & Bahr, R. (2005). Return to play guidelines after anterior cruciate ligament surgery. British Journal of Sports Medicine, 39(3), pp.127–131

Nordin, M. & Frankel, V. (2012) Basic biomechanics of the musculoskeletal system. Lippincott Williams and Wilkins

Nilsson, C., Leanderson, J., Wykman, A. & Strender, L. E. (2001). The injury panorama in a Swedish professional ballet company. Knee Surgery, Sports Traumatology, Arthroscopy, 9(4), pp.242–246

Noyes, F. R., Barber, S. D. & Mangine, R. E. Abnormal lower limb symmetry determined by function hop tests after anterior cruciate ligament rupture. Am J Sports Med, 19:513–518

O'Conner, F., Deuster, P., Davis, J., Pappas, C. & Knapik, J. (2011). Functional movement screening: Predicting injuries in officer candidates. Medicine and Science in Sports and Exercise. Vol. 43, No. 12, pp.224–2230

O'Driscoll, J. & Delahunt, E. (2011). Neuromuscular training to enhance sensorimotor and functional deficits in subjects with chronic ankle instability: a systematic review and best evidence synthesis. Sports Medicine, Arthroscopy, Rehabilitation, Therapy and Technology, 3:19

O'Mailia, S. P., Scharff-Olson, M. & Williford, H. N. (2002). Activity monitors and dance-based exercise: estimating caloric expenditure. Journal of Dance Medicine and Science, 6(2), pp.50–53

Orchard, J. & Hoskins, W. (2007). For debate: consensus

injury definitions in team sports should focus on missed playing time. Clinical Journal of Sport Medicine, 17(3), pp.192–196

Onate, J., Dewey, T., Kollock, R., Thomas, K., Van Lunen, B., DeMaio, M. & Ringler, S. (2012). Real-time intersession and interrater reliability of the functional movement screen. Journal of Strength and Conditioning Research. 26(2):408–415

O'Sullivan, P. (2005). Diagnosis and classification of chronic low back pain disorders: Maladaptive movement and motor control impairments as underlying mechanisms. Manual Therapy, 10(4), pp.242–255

O'Sullivan, P. (2000). Lumbar segmental 'instability' clinical presentation and specific stabilizing exercise management. Manual Therapy, 5(1), pp.2–12

O'Sullivan, P., Twomey, L. & Allison, G. (1997). Evaluation of specific stabilisation exercise in the treatment of chronic low back pain with a radiological diagnosis of spondylosis or spondylolisthesis. Spine, 22(24), pp.2959–2967

Parkkari, J., Kujala, U. M. & Kannus, P. (2001). Is it possible to prevent sports injuries? Review of controlled clinical trials and recommendations for future work. Sports Medicine, 31(14), pp.985–995

Peate, Bates, Lunda, Francis & Bellamy. (2007). Core strength: A new model for injury prediction and prevention. Journal of Occupational Medicine and Toxicology, 2(3), pp.1–9

Pedersen, M. E. & Wilmerding, V. (1998). Injury profiles of student and professional flamenco dancers. Journal of Dance Medicine and Science, 2(3), pp.108–114

Penrod, J. (1994). Expression in dance: teaching beyond technique. Impulse, 2, pp.3–15

Peterson, M., Rhea, M. & Alvar, B. (2005). Applications of the dose response for muscular development: a review of meta-analytic efficiency and reliability for designing training prescription. Journal of Strength and Conditioning Research, 19(4), pp.950–958

Phillips, H. (2000) Sports injury incidence. British Journal of Sports Medicine, 34, pp.133–136

Pluim, B. M., Fuller, C. W., Batt, M. E., Chase, L., Hainline, B., Miller, S. et al. (2009). Consensus statement on epidemiological studies of medical conditions in tennis, April 2009. British Journal of Sports Medicine, 43(12),

pp.893–897

Prisk, V., O'Loughlin, P. & Kennedy, J. (2008). Forefoot injuries in dancers. Clinics in Sports Medicine, 27(2), pp.305–320

Pollock et al. (2014) British Athletics muscle injury classification: a new grading system. BJSM, 48, pp.1347–1351

Pool-Goudzwaard, A. L., Vleeming, A., Stoeckart, R., Snijders, C. J. & Mens, J. M. (1998). Insufficient lumbopelvic stability: a clinical, anatomical and biomechanical approach to 'a-specific' low back pain. Manual Therapy, 3(1), pp.12–20

Quirk, R. (1983). Ballet injuries: the Australian experience. Clinics in Sports Medicine, 2(3), pp.507–514

Ramal, E. & Moritz, U. (1994). Self reported musculoskeletal pain and discomfort in professional ballet dancers in Sweden. Scandinavian Journal of Rehabilitation Medicine, 26(1), pp.11–16

Ramal, E., Moritz, U. & Jarnlo, G. (1996). Recurrent musculo-skeletal pain in professional ballet dancers in Sweden: A six-year follow up. Journal of Dance Medicine and Science, 3(3), pp.93–100

Rambaud, A. J. M. et al. (2017) Criteria for Return to Sport after Anterior Cruciate Ligament reconstruction with lower reinjury risk (CR'STAL study): protocol for a prospective observational study in France BMJ Open, 7:e015087. doi:10.1136/bmjopen–2016–015087

Russell, B. (1991). A study of lumbopelvic dysfunction/psoas insufficiency and its role as a major cause of dance injury. Chiropractic Sports Medicine, 5(1), pp.9–17

Russell, Shave, Yoshioka, Kruse, Koutedakis & Wyon (2010). Magnetic resonance imaging of the ankle in female ballet dancers en pointe. Acta Radiologica, 51(6), pp.655–661

Schulz, K., Altman, D. & Moher, D. (2010) CONSORT 2010 Statement: updated guidelines for reporting parallel group randomised trials. British Medical Journal, 340: 698–702

Scott, G. (1997). Banes and Carroll on defining dance. Dance Research Journal, 29(1), pp.7–23

Schon, L., Biddinger, K., Greenwood, P. (1994). Dance screen programs and development of dance clinics. Clinics in Sports Medicine, 13(4), pp.865–882

Shah, S. (2008). Caring for the dancer: Special considerations for the performer and troupe. Current Sports Medicine Reports, 7(3), pp.28–132

Shea, B., Grimshaw, J., Wells, G., Boers, M., Andersson, N., Hamel, C., Porter, A., Tugwell, P., Moher, D. & Bouter, L. (2007) Development of AMSTAR: a measurement tool to assess the methodological quality of systematic reviews. BMC Medical Research Methodology, 7:10 doi10.1186/1471–2288–7–10

Shrier, I., Meeuwisse, W. H., Matheson, G. O., Wingfield, K., Steele, R. J., Prince, F. et al. (2009). Injury Patterns and Injury Rates in the Circus Arts: An Analysis of 5 Years of Data From Cirque du Soleil. American Journal of Sports Medicine, 37(6), pp.1143–1149

Siev-Ner, I., Barak, A., Heim, M., Warshavsky, M. & Azaria, M. (1997). The value of screening. Journal of Dance Medicine and Science, 1(3), pp.87–92

Snijders, C. Vleeming, A. & Stoeckart, R. (1993). Transfer of lumbosacral load to the iliac bones and legs. Part 1: biomechanics of self-bracing of the sacroiliac joints and its significance for treatment and exercise. Clinical Biomechanics, 8, pp.285–294

Sohl, P. and Bowling, A. (1990). Injuries to dancers : prevalence, treatment and prevention. Patient Management, 14(9), pp.69–75;95

Solomon, R., Micheli, L., Solomon, J. & Kelley, T. (1995). The cost of injuries in a professional ballet company: Anatomy of a season. Medical Problems of Performing Artists, 10(1), pp.3–10

Solomon, R., Micheli, L., Solomon, J. & Kelley, T. (1996). The cost of injuries in a professional ballet company: A three-year perspective. Medical problems of performing artists, 11(3), pp.67–74

Solomon, R., Solomon, J., Micheli, J. & McGray, E. (1999). The cost of injuries in a professional ballet company: A five-year study. Medical Problems of Performing Artists, 14(4), pp.164–169

Sommer, H. M. & Vallentyne, S. W. (1995). Effect of foot posture on the incidence of medial tibial stress syndrome/ Effet de la posture du pied sur la frequence d'apparition du syndrome de stress median tibial. Medicine & Science in Sports & Exercise, 27(6), pp.800–804

Southwick, H. & Cassella, M. (2002). Boston Ballet student screening clinic: an aid to injury prevention. Orthopaedic Physical Therapy Practice, 14(2), pp.14–16

Stretanski, M. (2002). Classical ballet: the full contact sport. American Journal of Physical Medicine Rehabilitation, 81, pp.392–393

Stroup, D., Berlin, J., Morton, S., Olkin, S., Williamson, G., Rennie, D., Moher, D., Becker, B., Sipe, T. & Thacker, S. (2000). Meta-analysis of observational studies in epidemiology. Journal of the American Medical Association, 19, 283, pp.2208–2012

Teitz, C. C., & Kilcoyne, R. F. (1998). Premature osteoarthrosis in professional dancers. Clinical Journal of Sport Medicine: Official Journal Of The Canadian Academy Of Sport Medicine, 8(4), pp.255–259

Tenforde, A. Shull, P. & Fredericson, M. (2012). Neuromuscular prehabilitation to prevent osteoarthritis after traumatic joint injury. Physical Medicine and Rehabilitation, 4:s141–s144

Teyhen, D., Shaffer, S., Lorenson, C., Halfpap, J., Donofry, D., Walker, M., Dugan, J. & Childs, J. (2012). The functional movement screen: a reliability study. Journal of Orthopaedics and Sports Physical Therapy, 42(6), pp.530–540

Trees, A. H., Howe, T. E., Grant, M., & Gray, H. G. Exercise for treating anterior cruciate ligament injuries in combination with collateral ligament and meniscal damage of the knee in adults. Cochrane Database of Systematic Reviews 2007, Issue 3. Art. No.: CD005961. DOI: 10.1002/14651858.CD005961.pub2

Trees, A. H., Howe, T. E., Dixon, J., & White, L. Exercise for treating isolated anterior cruciate ligament injuries in adults. Cochrane Database of Systematic Reviews 2005, Issue 4. Art. No.: CD005316. DOI: 10.1002/14651858. CD005316.pub2

Trojian, T., McKeag, D. (2006) Single-leg balance test to identify risk of ankle sprains. British Journal of Sports Medicine, 40(7), pp.610–613

Twitchett, E., Angioi, M., Koutedakis, Y. et al. (2010). The demands of a working day among female professional ballet dancers. Journal of Dance Medicine and Science, 4, pp.127–132

Twitchett, E., Angioi, M., Koutedakis, Y. & Wyon, M. (2009). Video Analysis of Classical Ballet Performance. Journal of Dance Medicine and Science, 13(4), pp.124–128

van Dijk, C. Lim, Poortman, A. Strubbe, E. & Marti, R. (1995). Degenerative joint disease in female ballet dancers.

American Journal of Sports Medicine, 23(3), pp:295–300

van Mechelen, W., Hlobil, H. & Kemper, H. C. G. (1992). Incidence, severity, aetiology and prevention of sports injuries: a review of concepts/Incidence, gravité, etiologie et prevention des traumatismes sportifs: une revue de concepts). Sports Medicine, 14(2), pp.82–99

Vann, M. A. & Manoli, A. (2010). Medial Ankle Impingement Syndrome in Female Gymnasts. Operative Techniques in Sports Medicine, 18(1), pp.50–52

Verhagen, E. & Bay, K. (2010). Optimising ankle sprain prevention: a critical review and practical appraisal of the literature. British Journal of Sports Medicine. 44:1082–1088

Wainner, R. S., Whitman, J. M., Cleland, J. A. & Flynn, T. W. (2007). Regional interdependence: a musculoskeletal examination model whose time has come. Journal of Orthopaedic and Sports Physical Therapy, 37(11), pp.658–660

Warren, M., Brooks-Gunn, J., Hamilton, L., Warren, L. & Hamilton, W. (1986). Scoliosis and fractures in young ballet dancers. Relation to delayed menarche and secondary amenorrhea. New England Journal of Medicine, 314(21), pp.1348–1353

Wheeler, L. P. (1987). Common musculoskeletal dance injuries. Chiropractic Sports Medicine, 1(1), pp:17–23

White and Panjabi (1990) Clinical Biomechanics of the Spine, 2nd Edition. J P Lippincott Company
Wiesler, E. R., Hunter, M., Martin, D., Curl, W. W. & Hoen, H. (1996) Ankle flexibility and injury patterns in dancers. American Journal of Sports Medicine, 24(6), pp.754–757

Willson, J. Dougherty, C. Ireland, M. & Davis, I (2005). Core stability and its relationship to lower extremity function and injury. Journal of the American Academy of Orthopaedic Surgeons, 13(5), pp.316–325

Wingfield, K., Matheson, G. & Meeuwisse, W. (2004). Preparticipation evaluation: an evidence-based review. Clinical Journal of Sports Medicine, 14, pp.109–122

Wolman, R. & Allen, N. (2013). Vitamin D status in professional ballet dancers: Winter vs. summer. DOI:10.1016/j.jsams.2012.12.010

Wyon. M., Allen, N. et al. (2006) Anthropometric factors affecting jump height in ballet dancers. Journal of Dance Medicine and Science January 2006, 10(3&4) pp.106–110

Wyon, M. & Allen, N (2007) The Cardiorespiratory, Anthropometric, and Performance Characteristics of an International/National Touring Ballet Company. Journal of Strength and Conditioning Research. 21(2), pp.389–393

Wyon, M. & Allen, N. (2013) The influence of winter vitamin D supplementation on muscle function and injury occurrence in elite ballet dancers: A controlled study DOI:10.1016/j.jsams.2013.03.007

Wyon, M., Head, A., Sharp, N. C. C., Redding, E. & Abt, G. (2004). Oxygen Uptake During Modern Dance Class, Rehearsal, and Performance. Journal of Strength and Conditioning Research, 18(3), pp.646–649

Wyon, M. & Reading, E. (2005). Physiological Monitoring of Cardiorespiratory Adaptations During Rehearsal and Performance of Contemporary Dance. Journal of Strength and Conditioning Research. 19(3), pp.611–614

Wyon, M. Twitchet, E. et al. (2011). Time Motion and Video Analysis of Classical Ballet and Contemporary Dance Performance. International Journal of Sports Medicine, 32(11), pp.851–5

Yates, B. & White, S. (2004). The incidence and risk factors in the development of medial tibial stress syndrome among naval recruits. American Journal of Sports Medicine, 32(3), pp.772–780

Yoo, J., Lim, B., Ha, M., Lee, S., Oh, S., Lee, Y. & Kim, J. (2010). A meta-analysis of the effect of neuromuscular training on the prevention of the anterior cruciate ligament injury in female athletes. Knee Surg Sports Traumatol Athrosc. 18, pp.824–830

Zech, A., Hubscher, M., Vogt, L., Banzer, W., Hansel, F. & Pfeifer, K. (2010). Balance training for neuromuscular control and performance enhancement: a systematic review. Journal of Athletic Training. 45(40), pp.392–403

Zöch, C., Fialka-Moser, V. & Quittan, M. (2003). Rehabilitation of ligamentous ankle injuries: a review of recent studies. British Journal of Sports Medicine, 37(4), pp.291–295

索 引